Santé & Bien-être

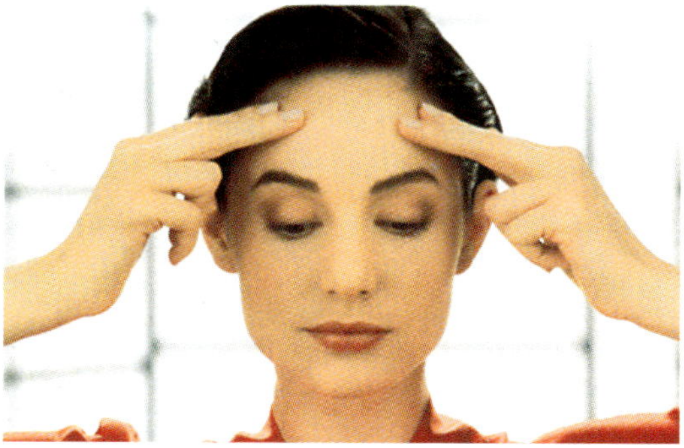

Matthias Lesch

Gabriele Förder

KINÉSIOLOGIE

POUR RÉDUIRE VOTRE STRESS ET RENFORCER VOTRE ÉNERGIE VITALE

- Identifiez et éliminez les facteurs de stress
- Relevez votre niveau d'énergie par des exercices efficaces
- Libérez-vous du stress en quelques minutes

VIGOT

Sommaire

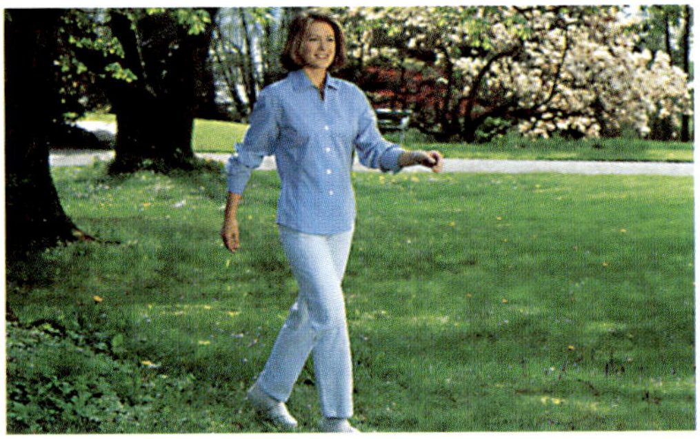

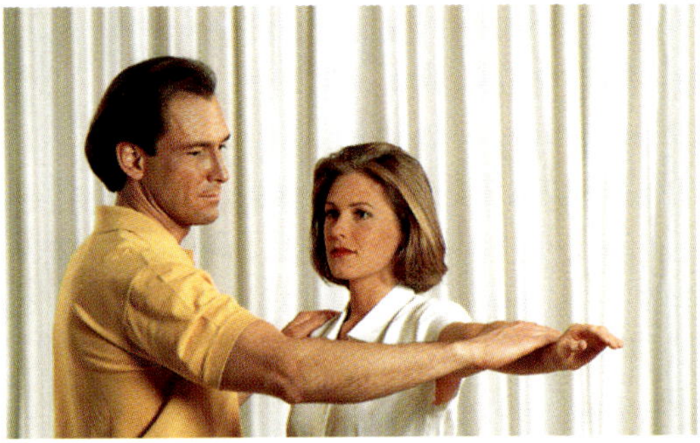

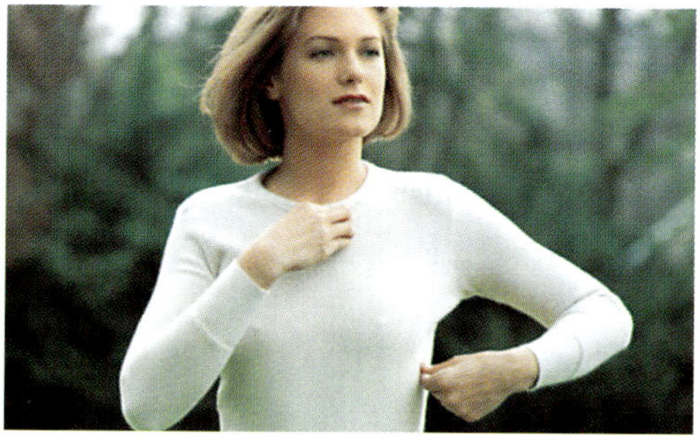

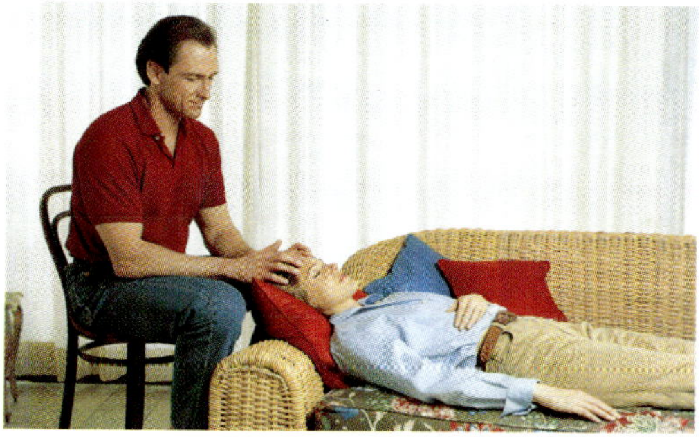

« La conscience innée de son propre organisme donne à l'être humain un potentiel de régénération. Cette capacité, dont nous sommes tous dotés, n'attend que nos mains, notre cœur et notre esprit pour se développer et nous permettre de recouvrer la santé qui est naturellement au fond de chacun de nous ».

Docteur George Goodheart (fondateur de la kinésiologie)

Note importante

Vous trouverez dans ce livre des exercices qui vous aideront à retrouver l'équilibre du corps, de l'âme et de l'esprit. Si ceux-ci sont avant tout destinés à prévenir les maladies et à améliorer votre état général, ils peuvent aussi vous aider dans le cas d'affections plus légères liées au stress (mal de dos, troubles digestifs, stress émotionnel). En aucun cas toutefois, ils ne remplacent le traitement de problèmes de santé plus graves par un médecin traditionnel ou un thérapeute spécialisé en kinésiologie.

Si vous avez du mal à comprendre les exercices ou les méthodes de test proposés, nous vous recommandons de consulter un spécialiste. Il vous aidera à trouver la voie à suivre pour développer votre potentiel.

Préambule

La kinésiologie (du préfixe grec « kin » signifiant mouvement) est la « science du mouvement ». C'est une méthode que vous pouvez appliquer vous-même et grâce à laquelle vous pouvez nettement améliorer votre état général. Elle vous aide notamment à maîtriser le stress quotidien et ses incidences négatives sur la santé. Si vous souffrez régulièrement de troubles du sommeil, du mal de dos, de constipation chronique ou encore si vous êtes souvent abattu, fatigué et sans ressort, si vous ressassez toujours les mêmes problèmes sans parvenir à trouver de solution, la kinésiologie peut vous aider. Car vous souffrez alors – comme tant d'autres personnes – des suites néfastes de tensions corporelles et psychiques.

Des exercices à pratiquer vous-même contre les troubles quotidiens

L'objet de ce livre est de vous apporter l'aide dont vous avez besoin pour retrouver l'équilibre du physique et psychique. Avec l'éventail de mesures à pratiquer soi-même que nous vous proposons, vous disposez d'instruments simples et universels pour recouvrer la santé et développer votre potentiel : vous pourrez vous libérer du stress et retrouver votre équilibre.

Prenez-vous en main

Toutefois, ce livre n'est rien d'autre qu'un support. Vous devez prendre conscience que vous seul pouvez quelque chose pour votre santé et l'épanouissement de vos possibilités. C'est en vous-même que vous portez la solution à vos problèmes. Ce livre n'est qu'un outil pouvant vous aider à la trouver.

Depuis l'apparition de la kinésiologie, diverses écoles se sont formées. Ce livre traite essentiellement de kinésiologie appliquée. Pour simplifier, nous parlerons simplement de kinésiologie, car en définitive, les différentes branches de cette méthode sont toutes fondées sur les mêmes constatations.

Matthias Lesch
Gabriele Förder

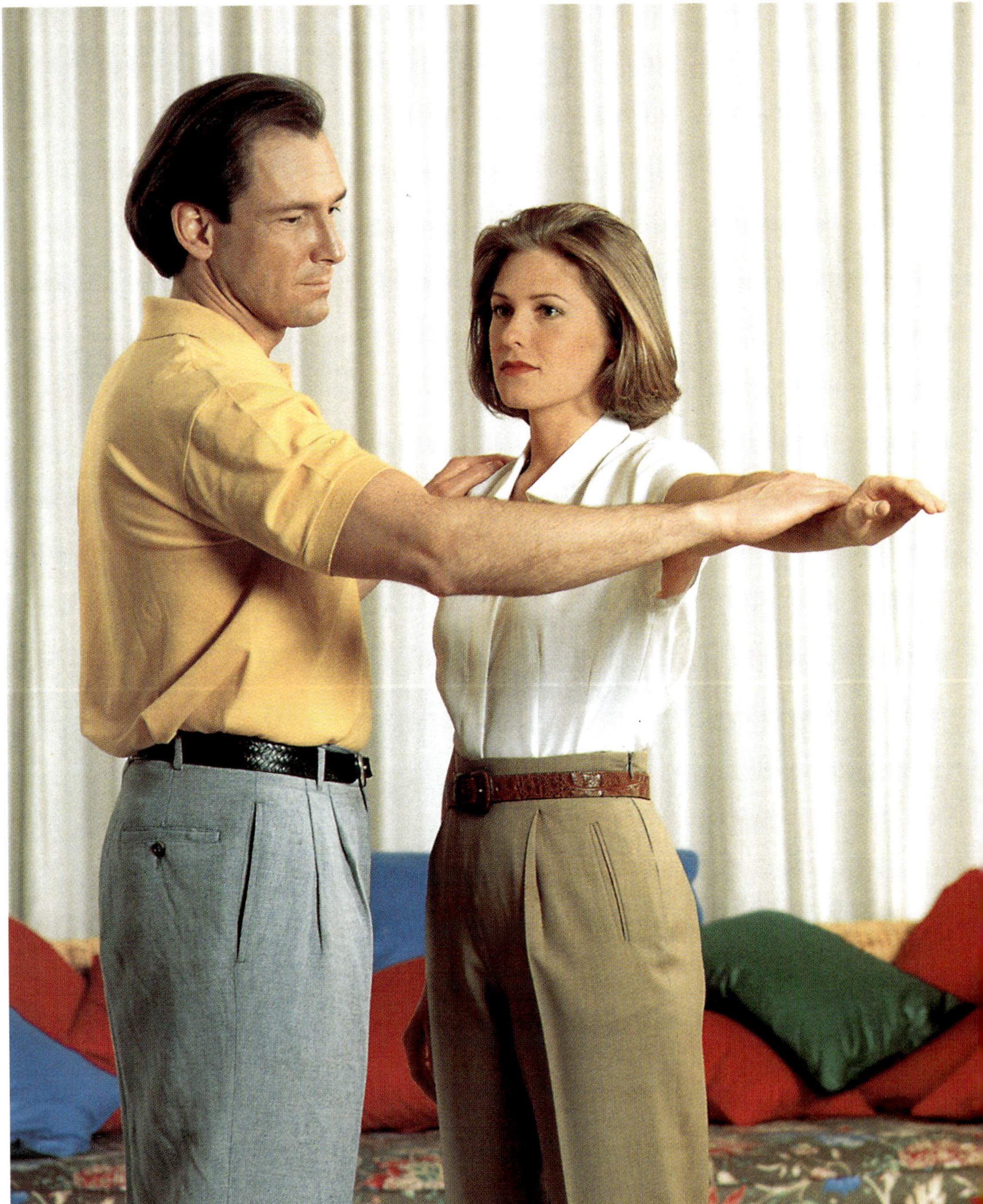

Fondements de la kinésiologie

La kinésiologie est une méthode globale de soins et de traitement qui combine certaines découvertes, parmi les plus récentes de la médecine, avec des expériences et un savoir séculaires. Elle s'efforce de trouver ce qui rend nous plus fort et d'éviter ce qui nous rend plus faible. À cette fin, elle fait appel au test musculaire.

La kinésiologie, qu'est-ce que c'est ?

La kinésiologie – ou science du mouvement – est une méthode douce globale. Elle appartient à la « bioénergétique », branche de la médecine alternative qui s'intéresse à la circulation de l'énergie à l'intérieur du corps. Dans ce sens, elle a fait sien le principe de l'énergétique chinoise, selon lequel la santé de l'être humain est fonction de la libre circulation de l'énergie vitale (qi en chinois) dans le corps.

La nature, pharmacie des hommes

Les méthodes de traitement de la kinésiologie visent essentiellement à relever le niveau d'énergie dans l'organisme humain et à stimuler ses capacités d'autoguérison, de sorte que nous puissions rester en bonne santé ou guérir de nos maladies.

La kinésiologie utilise les muscles comme instrument de mesure, le tonus musculaire montrant si nous sommes stressés ou détendus.

Histoire de la kinésiologie

La kinésiologie a été développée au début des années soixante aux États-Unis par le médecin et chiropracteur G. Goodheart sous l'appellation « kinésiologie appliquée » (applied kinesiology en anglais). Tout a commencé alors qu'en 1964 il soignait un patient de douleurs à l'épaule droite et qu'il ne parvenait pas à le soulager, malgré tous ses efforts. Goodheart soumit les muscles concernés au test de Kendall and Kendall, méthode courante de test musculaire utilisée alors par les physiothérapeutes aux États-Unis. Un muscle bien précis réagissait « faiblement ». En massant certaines zones douloureuses dans la région de ce muscle (points de déclenchement), il parvint immédiatement à le renforcer. Avec la découverte qu'il était possible par une technique de massage particulière de renforcer un muscle réagissant « faiblement », la kinésiologie était née.

Renforcer les muscles faibles

Goodheart découvrit plus tard les relations entre le mode de fonctionnement de divers muscles et certains méridiens, ou voies de circulation de l'énergie. Selon la médecine chinoise, c'est le long des méridiens que s'écoule l'énergie qui maintient l'être humain en vie ; en d'autres termes, l'énergie vitale (page 24). Sur les méridiens sont situés des points d'acupuncture, dont le traitement permet d'influer sur

La circulation de l'énergie vitale

la circulation de l'énergie. Goodheart devait constater qu'une manipulation bien précise de certains points d'acupuncture et de zones réflexes (à la surface de la peau, points en relation avec des organes biens précis) permettait de renforcer des muscles testés faibles.

Un exemple

Par exemple, chez des patients souffrant de problèmes digestifs, Goodheart constata à plusieurs reprises qu'un muscle bien précis, le « grand pectoral » (pectoralis major clavicularis) avait un tonus faible, et en stimulant certains points d'acupuncture ou zones réflexes, il parvint à le renforcer. Aussi, le grand muscle pectoral est-il depuis associé dans la kinésiologie au méridien de l'estomac. Goodheart vit également se confirmer son intuition selon laquelle les muscles étaient liés sur le plan énergétique avec certains organes (l'estomac, dans notre exemple) par l'intermédiaire des méridiens. C'est à partir de ces relations que Goodheart devait élaborer la kinésiologie. Progressivement, il affina cette méthode qui s'appuie sur le test musculaire comme instrument diagnostique. Il intégra dans cette thérapie des techniques de traitement connues, comme la chiropractie et la physiothérapie, le massage, la diététique, la médecine allopathique, l'homéopathie et la naturopathie, la psychologie et la pédagogie. Aux États-Unis, la kinésiologie appliquée (applied kinesiology) s'est rapidement imposée dans les professions de santé. En dehors de l'Amérique du Nord, cette méthode gagne du terrain essentiellement dans le cadre des médecines « douces ». Depuis son introduction en Europe au début des années quatre-vingt, la kinésiologie suscite un intérêt croissant comme méthode d'autoguérison et dans la pratique thérapeutique. Dans le cadre des cours proposés, profanes et professionnels de la santé peuvent se former. La kinésiologie est utilisée par les thérapeutes de nombreux domaines (médecine allopathique, dentisterie, psychothérapie, pédagogie et naturopathie) comme instrument de diagnostic et de traitement complémentaire.

La réunion de diverses méthodes

Stress – Énergie vitale – Santé

La kinésiologie n'est pas qu'un procédé d'application pratique. Elle se fonde sur un modèle explicatif de la santé humaine constitué de divers éléments et donne plusieurs réponses sur la manière dont nous pouvons stabiliser notre état de santé. En d'autres termes, elle se demande comment il se fait que nous perdions notre équilibre pour ensuite tomber malades. Les explications théoriques qui suivent sont donc aussi importantes que les exercices pratiques. Elles peuvent en effet vous aider à adopter un mode de vie plus sain et plus épanouissant.
Aussi, ne passez pas immédiatement aux exercices et prenez suffisamment de temps pour vous familiariser avec les notions essentielles de la kinésiologie.

Une vision globale de l'être humain

1 Comme l'énergétique chinoise, la kinésiologie s'appuie sur une vision globale de l'être humain : sa santé physique et psychique dépend de la libre circulation de l'énergie vitale (qi en chinois). Les blocages de l'énergie peuvent entraîner des troubles organiques, mais aussi des mouvements d'humeur, des peurs et des difficultés de concentration.

Le stress empêche l'énergie de circuler

2 C'est pourquoi la kinésiologie accorde une influence capitale au stress. En effet, lorsque l'être humain est soumis au stress, l'énergie ne circule plus librement dans son corps. Les facteurs de stress ont différentes origines : ainsi, une mauvaise posture peut tout autant provoquer du stress qu'une mauvaise alimentation ou des sentiments oppressants. L'un des principes essentiels de la méthode consiste donc à identifier le stress pour l'éviter ou s'en libérer.

La « triade » de la santé

3 Un être humain est donc en bonne santé uniquement s'il peut toujours compenser le stress négatif, et si son énergie vitale peut circuler librement. Pour la kinésiologie, ces processus concernent trois domaines : structure (appareil locomoteur), métabolisme et psychisme. Si ces trois domaines – la « triade » de la santé en kinésiologie – sont suffisamment et uniformément alimentés en énergie et équilibrés les uns par rapport aux autres sur le plan énergétique, nous sommes en bonne santé.

Les concepts d'énergie vitale, de stress et de santé sont essentiels pour bien comprendre la kinésiologie, aussi les développerons-nous plus en détail dans les prochains chapitres. Comme nous le verrons, ils ne sont pas liés par une relation verticale, mais horizontale : la santé de l'être humain est perturbée lorsqu'un stress négatif bloque le flux d'énergie vitale.

Le stress quotidien et ses conséquences

Le stress perturbe l'équilibre

Dans la kinésiologie, la notion de stress joue un rôle clé dans l'explication du mode d'apparition des maladies. Le stress perturbe le délicat équilibre de « l'unité fonctionnelle de l'être humain ». Pour la kinésiologie, perdre son équilibre c'est être malade. De nos jours, il est presque de bon ton de se sentir « stressé». Nous sommes tous plus ou moins oppressés par les contraintes de la vie quotidienne. Dans la langue courante, le stress est connoté négativement ; il correspond à quelque chose de désagréable. Lorsqu'on est stressé, on se sent soumis au surmenage – qui peut provenir de la vie au bureau ou à la maison – et l'on sent qu'il finit par nous porter préjudice. Toutefois, le stress n'est pas obligatoirement nocif. Une certaine dose de stress est même vitale ; pour le comprendre, nous devons savoir ce qu'est véritablement le stress et le processus qu'il induit dans notre corps.

Le stress est essentiel à la vie

Qu'est-ce que le stress ?

Le chercheur et physiologiste Hans Selye (1907–1982) décrivait le stress comme une réaction du corps à toute sollicitation dirigée à son encontre. Cette réaction se déroule de manière automatique, autrement dit, sans que nous intervenions.

Le stress de la chaleur nous fait transpirer et le stress du froid nous fait trembler. Dans ces deux cas, le corps doit intervenir pour maintenir l'équilibre (en l'occurrence, conserver la température constante du corps à 37 °C) momentanément perturbé par le facteur de stress. Pour survivre, l'organisme doit s'adapter aux changements d'environnement (chaud ou froid).

Le stress est une adaptation permanente

Ce mécanisme d'adaptation intervient également lorsque nous fumons une cigarette ou buvons un verre de vin, ou encore si nous ne faisons pas assez d'exercice ou ne nous alimentons pas correctement. Lorsque notre mode de vie n'est pas sain, nous soumettons notre organisme à un stress supplémentaire. À la multitude de facteurs de stress naturels, nous en ajoutons inutilement d'autres. Et un jour, trop c'est trop. Nous en ressentons les conséquences négatives par des troubles de l'état général. Ce qui peut se traduire par des contractures douloureuses dans le dos ou la nuque, par des maux de ventre (constipation, par exemple) ou par des mouvements d'humeur « inexpliqués ». Le corps nous fait ainsi savoir que nous le soumettons à de trop forte contraintes.

Facteurs de stress naturels et artificiels

> Le stress est la somme de plusieurs agents ou facteurs de stress, qui résultent d'influences extérieures, mais aussi « intérieures », telles que les sentiments, les pensées ou les processus du métabolisme. Le stress modifie, sans que nous puissions intervenir, notre état physique et psychique. C'est un mécanisme d'adaptation naturel, nécessaire à la survie, qui se déroule à chaque instant dans notre corps à des degrés divers.

Malade par le stress permanent

Détente insuffisante

Notre organisme a besoin de phases de détente pendant lesquelles il peut se reposer des sollicitations du stress. Si nous sommes stressés en permanence par l'action ininterrompue de nouveaux facteurs de stress, le corps ne peut se détendre, et ce stress permanent peut nous rendre malades.

On peut illustrer le lien entre stress et maladie en s'aidant d'une comparaison. Imaginons que vous soyez bousculé : le facteur de stress (la poussée exercée sur votre corps) n'est pas assez fort pour vous faire tomber. Vous titubez, mais vous retrouvez rapidement l'équilibre. Si le facteur de stress est plus fort – deux personnes essayant cette fois de vous renverser – il se peut que vous tombiez et que vous deviez vous relever lentement.

Le stress permanent rend malade

■ Il en va de même pour l'organisme : un stress faible est bien supporté, mais, au contraire, s'il est fort ou si plusieurs stress faibles agissent simultanément ou en permanence sur l'organisme, celui-ci peut être déséquilibré pendant quelque temps. Corollaires : nous nous sentons mal, nous avons des douleurs un peu partout ou nous tombons vraiment malades.

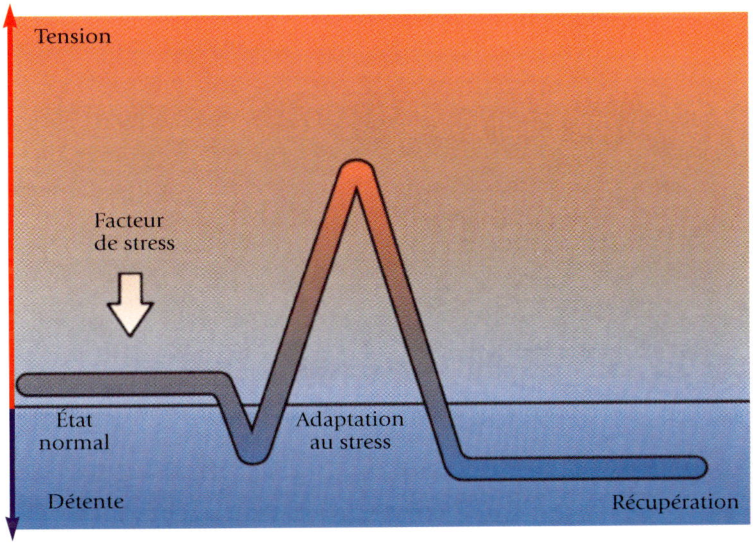

Stress positif : tension (réaction au stress) suivie d'une phase de détente. L'organisme peut retrouver son équilibre.

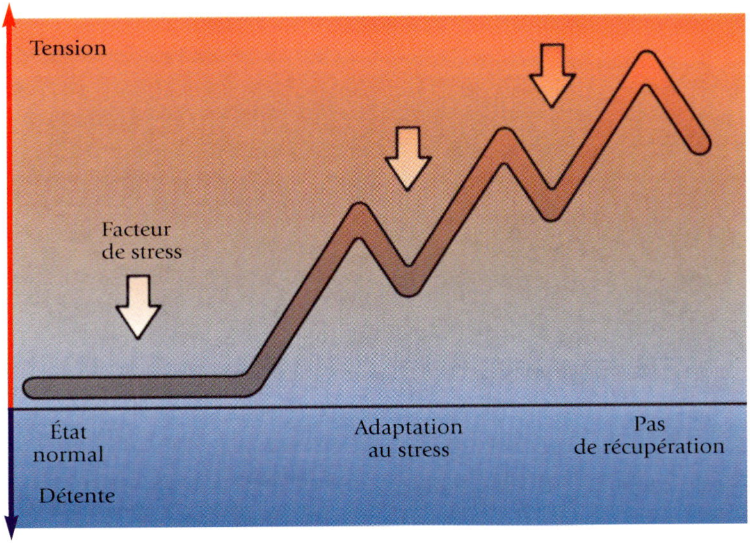

Stress négatif : tension suivie, après un court moment de fausse récupération, par une autre tension. L'organisme est de moins en moins équilibré.

Il n'y a pas que du mauvais stress

Il nous arrive tous de passer une journée de bureau sur les nerfs à cause d'un emploi du temps chargé ou d'un collègue désagréable, ou parce que nous devons aller chercher les enfants après une journée de travail harassante et nous acquitter ensuite des tâches ménagères.
Les exemples de ce genre ne manquent pas. Nous savons tous par expérience que nous sommes fortement « stressés» à la fin d'une journée de ce genre.

Stress négatif (dystress)

● Le stress est donc associé à des situations courantes désagréables et contraignantes. Les problèmes dans les relations avec les autres, des sentiments tels que rage, colère, haine, envie ou jalousie en font partie. Ce stress que nous ressentons généralement comme une contrainte a été nommé « dystress » ou stress négatif par Selye. Toutefois, le stress n'est pas obligatoirement toujours ressenti comme quelque chose de désagréable.

Stress positif (eustress)

● Le deuxième type de stress, appelé stress positif ou « eustress », est ressenti comme quelque chose de très agréable. Qui n'a pas ressenti l'émoi d'un rendez-vous galant ou l'excitation provoquée par la joie d'avoir réussi un examen ? Qui ne s'est pas réjoui d'une promotion, d'un mariage ou de la naissance d'un enfant ? Ce sont ces changements dans notre vie qui font justement son intérêt. Le stress positif reste toutefois un stress, en ce qu'il exige une adaptation de notre corps. Même si on retrouve plus rapidement son équilibre après un eustress qu'à la suite d'un dystress.

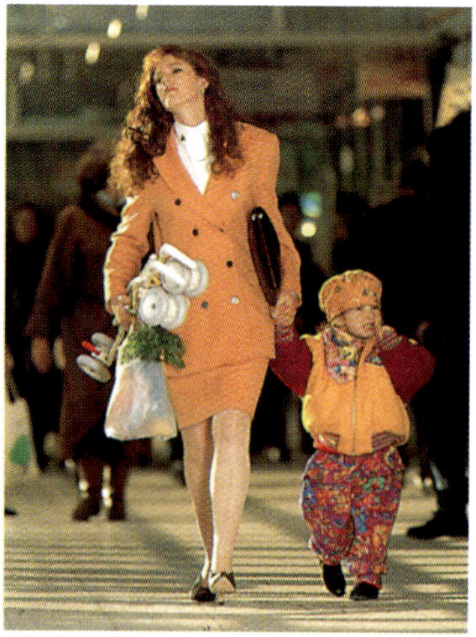

Dystress : plusieurs facteurs de stress agissent simultanément ; la tension exercée par le stress est désagréable.

Des changements fréquents sont synonymes de stress

■ Toutefois, si beaucoup de choses changent en peu de temps dans votre vie, le risque de voir apparaître des maladies liées au stress augmente. Si par exemple, vous changez de travail, vous vous mariez, vous emménagez dans la maison que vous venez d'acheter et que vous attendez un enfant, il est probable que vous entreprenez trop de choses à la fois.

Facteurs de stress faibles et forts

Tous les changements intervenant dans notre vie ne nous touchent cependant pas avec la même intensité. On comprend aisément que l'on s'énerve moins (et que l'on perde moins l'équilibre) si l'on rate le bus, que si l'on emboutit le véhicule qui nous précède dans les embouteillages le matin. Si le résultat est le même (on arrive en retard au travail), les effets produits diffèrent largement suivant les circonstances. Afin d'évaluer les différents effets des facteurs de stress, les scientifiques de l'Université de la « Washington School of Medecine » ont élaboré une échelle graduée qui permet de lire les effets produits par les différents facteurs de stress sur la santé. Tous les événements intervenant dans la vie d'un individu ont été affectés d'un nombre de points qui varie suivant l'intensité avec laquelle la santé des personnes testées a été influencée.

La mort du conjoint, avec 100 points, a hérité du nombre le plus élevé « d'unités de modification de la vie », alors qu'une « infraction minime à la loi», comme une amende, a été créditée du score le plus bas avec 11 points.

Eustress : les événements heureux comme la naissance d'un enfant constituent une sorte de stress que nous ressentons comme agréable.

Etes-vous menacé par une maladie ?

■ Plus le score est élevé, plus la probabilité que les changements intervenus dans la vie fassent apparaître des maladies liées au stress. Les chercheurs ont conclu qu'un individu atteignant plus de 200 points en deux ans doit s'attendre à une aggravation de son état de santé.

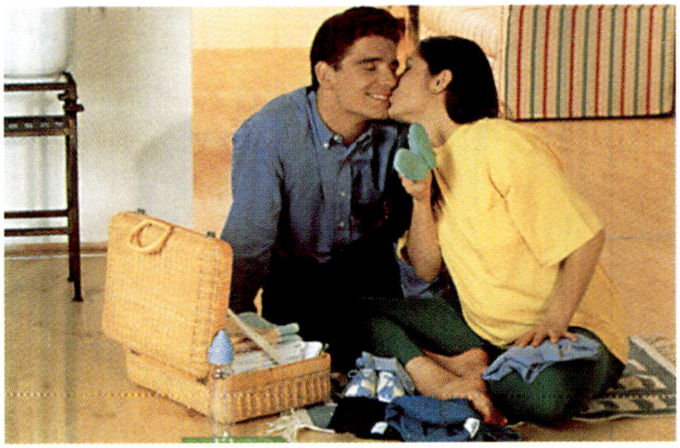

Événements et coefficients de stress

Situations de stress	*Points*	*Score personnel*
Décès du conjoint	100	
Divorce	73	
Séparation/Éloignement du partenaire	65	
Peine de prison	63	
Décès d'un parent proche	63	
Blessure ou maladie grave	53	
Mariage	50	
Licenciement, perte d'emploi	47	
Nouveau/nouvelle partenaire	45	
Départ à la retraite	45	
Maladie grave d'un proche	44	
Grossesse	40	
Difficultés et problèmes sexuels	39	
Nouvel enfant	39	
Changements professionnels, changement d'emploi	39	
Changements sur le plan financier	38	
Décès d'un(e) ami(e) proche	37	
Dispute avec le partenaire/conjoint	35	
Crédit élevé ou hypothèque	31	
Remboursement d'une hypothèque/ d'un emprunt	30	
Enfant quittant la famille	29	
Conflits avec des proches du conjoint/partenaire	29	
Performances personnelles exceptionnelles	28	
Partenaire/conjoint débutant un nouveau travail/démissionnant	26	
Entrée à l'école, début des cours, fin des cours	26	
Abandon d'habitudes personnelles	24	
Conflit avec un supérieur	23	
Changement des conditions de travail	20	
Déménagement	20	
Changement concernant les loisirs	19	
Changement concernant l'activité sociale/politique	18	
Souscription d'un petit crédit	17	
Changement des horaires de sommeil	16	
Vacances	13	
Noël	12	
Petites infractions à la loi	11	

Valeurs indicatives de contraintes imposées par le stress :

- Moins de 199 points : pas ou peu de risques
- Entre 200 et 299 points : risques faibles à modérés
- Plus de 300 points : exposition à des risques graves

Le stress lié aux pensées et aux sentiments

Les facteurs de stress internes sont les plus forts

Nos pensées et sentiments figurent parmi les facteurs de stress les plus importants, et il ne faut pas sous-estimer l'effet de ce qui se passe « uniquement » dans la tête. Comme l'a constaté Hans Selye, le stress psychique, les sentiments désagréables et les idées noires, sont les plus forts facteurs de stress négatifs. Le kinésiologue américain Wayne W. Topping estime même que plus de 50 % de toutes les maladies résultent d'un stress émotionnel. Aussi, lorsque vous vous énervez régulièrement et secrètement de l'insolence de vos semblables, d'une part, cela ne vous avance pas beaucoup, et d'autre part, vous vous soumettez régulièrement à un nouveau stress (artificiel) avec des conséquences négatives.

Les effets du stress

Le stress provoque très rapidement des processus physiques et psychiques sur lesquels nous n'avons aucune prise. Ces processus font partie de notre héritage génétique et ont un seul but : assurer notre survie dans les situations difficiles.

La lutte ou la fuite

Libération de forces inhabituelles

Le stress mobilise dans le corps des forces inouïes. Nous pouvons ainsi brusquement réaliser des performances exceptionnelles, car dans la minute qui suit, il se peut que nous soyons amenés à courir pour sauver notre peau. Ces forces sont mobilisées aux endroits où elles sont nécessaires, à savoir dans les muscles. Lorsque nos lointains ancêtres étaient menacés par un animal sauvage durant la chasse ou la cueillette, ils devaient lutter ou fuir. Dans le second cas, ils avaient besoin d'énergie pour courir. Et nous avons hérité de ce mécanisme. Ce processus mobilisateur d'énergie intervient à chaque fois que nous sommes soumis à un stress. Aujourd'hui toutefois, la probabilité d'avoir à affronter un ours est nettement plus faible que pour nos ancêtres, et il est bien plus probable que nous nous énervions au bureau. Dans ce cas, il n'est pas indiqué de gifler son patron (lutte) ni de partir en claquant la porte (fuite).

■ Autrement dit, dans les situations de stress modernes, quelle qu'en soit l'issue, on ne peut en général pas exploiter les forces mobilisées par l'organisme pour la lutte ou la fuite. On ne peut ni lutter, ni s'enfuir. L'énergie mobilisée se retourne contre soi, car elle ne peut s'extérioriser.

L'énergie doit être utilisée

Si l'on ne dépense pas cette énergie, par la pratique d'un sport par exemple, les muscles restent tendus. On est contracté et après quelque temps, on souffre de douleurs dans l'appareil locomoteur. On peut aussi souffrir de constipation, car le schéma de comportement lutte-fuite entraîne naturellement un ralentissement de la digestion.

Blocage psychique

Le blocage psychique est un mécanisme de réaction du cerveau au stress. Tout comme le schéma lutte-fuite, c'est une invention de la nature pour assurer notre survie. En cas de stress, les deux processus interviennent simultanément.

Nous avons tous connu, en plein milieu d'un examen ou d'un discours, le redoutable « trou noir ». Notre cerveau est bloqué et il nous est impossible d'avoir les idées claires. Si cela était possible, nous aimerions nous enfuir (fuite) ou nous terrer dans un trou de souris. Mais comme cela n'est pas possible la plupart du temps, il ne nous reste d'autre solution que d'attendre que le voile noir se dissipe pour reprendre nos esprits.

Que s'est-il passé ? Dans les situations de stress (examens, attente dans les bouchons ou d'autres situations), une zone située dans l'avant du cerveau, l'APAC ou « aire de la pensée associative consciente », se déconnecte. Elle n'est plus suffisamment alimentée en énergie et l'on ne peut plus prendre de décisions mûrement réfléchies. Il ne nous « vient » plus rien à l'esprit au sens littéral du terme. Nous ne sommes plus en mesure de penser calmement à un problème pour lui trouver la solution appropriée. Mais, en cas de stress pour une question de survie (héritage génétique), cela n'a absolument pas d'importance. Réfléchir mettrait même en péril notre survie, car nous serions trop lents à réagir : avant que nous ayons trouvé la bonne solution et que nous nous soyons décidés à adopter la réaction appropriée, il y aurait longtemps que le danger serait passé – selon toute vraisemblance avec de fâcheuses conséquences pour notre intégrité : imaginez

Réaction adaptée face au danger

en effet que vous roulez à 160 km/h sur l'autoroute et que soudain, les feux arrières de l'automobiliste qui vous précède s'allument. Dans une telle situation, on ne peut pas réfléchir longtemps à ce qu'il faut faire. On réagit instinctivement et très vite – en écrasant la pédale de frein !

Réaction de manière automatique

Le blocage psychique peut aussi nous entraîner à adopter un comportement négatif ou dangereux. On peut par exemple avoir la main « lourde » (lutte) lors d'une dispute, ce qui nous navre le plus souvent une fois le blocage dépassé. On peut aussi déboîter brusquement d'une file de voitures pour doubler sans aucune visibilité.

L'énergie se déplace dans le cerveau

■ Ce comportement irréfléchi – positif ou négatif – vient de ce que l'énergie se déplace de l'aire commune d'intégration (ACI) vers le tronc cérébral à l'arrière de la tête. Cette zone du cerveau est celle dans laquelle sont stockés les réflexes naturels, ainsi que les schémas de comportement et les expériences appris dans l'enfance. Dans les situations de stress, elle est activée et nous nous servons alors – le plus souvent inconsciemment – d'un fond de comportements et de réactions figés.

Le tronc cérébral – notre « mémoire cognitive »

Lorsque le cerveau antérieur (aire de la pensée associative consciente) est bloqué dans les situations de stress, l'énergie se concentre dans la partie postérieure. Cette zone située dans la partie arrière des hémisphères, où se trouve aussi le centre du langage (hémisphère gauche chez la plupart des individus) est appelée « aire commune d'intégration » (ACI). Elle prend la conduite des opérations dans le cerveau en situation de stress.

« Aire commune d'intégration »

Selon Gordon Stokes, auteur de la notion d'unité du cerveau (one brain ou Three in one concept) en kinésiologie, le rôle de l'ACI est d'établir la relation entre les expériences accumulées et les sensations éprouvées. L'ACI utilise cette relation pour donner à un événement une signification décisive pour notre comportement dans une situation donnée.

Exemple : un gros chien se jette sur vous tous crocs dehors. D'expérience, vous savez que les chiens mordent, car ce fait est stocké dans votre cerveau. Mais dans la situation présente, vous ne pensez pas : « Je me mets aussi vite que possible en sécurité, parce que les chiens mordent ». Vous prenez vos jambes à votre cou sans réfléchir. L'ACI sélectionne, dans les schémas de survie existants, le meilleur moyen de réagir face à la situation. Pour faire son choix, elle se base en priorité sur notre « survie » physique et émotionnelle. Elle choisit dans le stock de schémas de comportement celui qui doit nous prémunir des sentiments désagréables, de la peur et des douleurs physiques.

Lutte pour la survie

Comme le constate Gordon Stokes dans son livre « One Brain », nous sommes 95 % du temps sous le contrôle de l'ACI, car nous sommes soumis presque sans arrêt à une forme quelconque de stress. En d'autres termes : dans notre vie quotidienne, toutes les zones du cerveau sans rapport avec notre survie psychique et émotionnelle sont la plupart du temps déconnectées.

Si l'énergie parvient essentiellement à l'ACI, nous ne pouvons réagir de manière créative face aux situations qui se présentent. Nous nous « figeons » dans des habitudes et des gestes qui sont les nôtres « depuis toujours » ou dans un comportement stéréotypé. Il vous est certainement déjà arrivé, lors d'une discussion animée, de vous sentir menacé et de n'avoir plus aucune idée nouvelle, de rester campé sur vos positions et de ne plus entendre les arguments des autres intervenants. Puis, lorsque la discussion est terminée et que vous vous sentez « hors de danger », vous vous détendez et les idées vous viennent alors soudainement.

Modes de comportement figés

Dans les réactions de stress, nous n'avons souvent plus d'autres alternatives que d'appliquer un vieux schéma de comportement qui ne sert plus à rien depuis longtemps déjà ou qui n'est plus approprié à l'instant présent. Comme nous sommes souvent soumis au stress, il nous est, en règle générale, difficile de mettre en pratique nos bons principes (objectifs et résolutions), autrement dit, de nous détacher des schémas de comportement établis.

Le stress nous empêche d'exploiter nos possibilités

Si, au contraire, nous sommes détendus, nous avons de bien meilleures capacités. L'aire de « pensée associative consciente » précédemment mentionnée (page 18), qui est située à l'avant du cerveau, reçoit plus d'énergie, et l'activité cérébrale s'accroît. Il est alors possible d'évaluer la situation sans « le filtre du stress ». Nous pouvons réfléchir dans le calme, nous sommes libres de nos décisions et nous pouvons explorer de nouvelles voies.

Le schéma lutte-fuite, ainsi que le blocage psychique sont des mécanismes de survie naturels qui étaient déjà d'une importance vitale pour nos ancêtres. Ces mécanismes nous permettent de réagir rapidement et sûrement dans les situations où notre bien-être physique ou psychique (notre intégrité) est menacé. Les facteurs de stress qui déclenchent ces mécanismes se sont multipliés dans notre quotidien. Nous sommes la plupart du temps soumis au stress et, par voie de conséquence, sans que notre vie soit menacée, sous l'influence du schéma lutte-fuite et du blocage psychique. Cela fait que nos énergies intérieures sont déséquilibrées et que nous pouvons difficilement utiliser notre pensée consciente créative pour adopter une autre attitude plus positive face à la vie.

Lutte pour la survie sans risque réel pour l'intégrité physique

Le stress agit sur l'individu dans sa « globalité »

Dans la kinésiologie, l'organisme est considéré comme une unité fonctionnelle subdivisée en trois domaines interdépendants. Premier élément de cette « triade », l'appareil locomoteur avec ses muscles, ses tendons, ses ligaments, ses os et ses articulations, est appelé « structure ». Les deux autres éléments sont le métabolisme (avec la digestion et l'élimination) et le domaine émotionnel ou psychique (pensées, sentiments et conceptions personnelles). Les facteurs de stress peuvent influencer l'un quelconque de ces trois domaines.

Exemples de facteurs de stress

Au sein de la structure par exemple, un plâtre peut constituer un facteur de stress, car il entrave le cours normal de la marche. Dans le domaine du métabolisme, un aliment indigeste peut être un facteur de stress pour l'organisme. Le psychisme, enfin, est soumis au stress par des sollicitations émotionnelles comme la colère, la peur ou la vexation. (Nous savons tous que les sentiments sont les facteurs de stress les plus virulents). Des exemples plus détaillés de facteurs de stress, ainsi que les méthodes pour les maîtriser à l'intérieur de la triade, sont à chaque fois indiqués dans les chapitres qui traitent de ces domaines respectifs.

Le stress limite nos possibilités

Vous avez maintenant une première idée des possibles facteurs de stress qui vous assaillent. Pensez à l'exemple de la bousculade et à la force que cela vous coûte pour rétablir votre équilibre (page 13). Il en va de même pour l'organisme : le stress exige de l'énergie d'adaptation. Si nous gérons mieux nos énergies et que nous essayons d'éviter le stress inutile ou que nous utilisons les exercices de la kinésiologie pour aider notre organisme à évacuer le stress (autrement dit, rétablir l'équilibre), nous avons plus d'énergie pour les choses qui comptent vraiment pour nous dans la vie. En d'autres termes : l'aire de la pensée associative consciente dans notre cerveau reçoit plus d'énergie ; nous ne sommes plus sous le contrôle exclusif de l'aire commune d'intégration (ACI). Nous pouvons exploiter les possibilités qui sont en nous, notre potentiel personnel, nos capacités et nos prédispositions.

Mieux gérer son énergie propre

Écrivez ce que vous souhaitez et ce que vous voulez changer dans votre vie actuelle.

■ La kinésiologie part du principe que l'excès de stress que l'on s'impose au quotidien est entièrement responsable de notre incapacité à exploiter notre potentiel. Nous sommes souvent « bloqués » par un surmenage sur le plan physique ou psychique ; nous sommes trop fréquemment sous le contrôle de l'ACI (page 19).

Ce que j'aimerais faire	Ce que j'aimerais changer

Test : tirez-vous pleinement profit de vos possibilités ?

► Nous vous proposons maintenant un petit test pour définir vos potentialités et déterminer dans quelle mesure vous les exploitez dans la vie de tous les jours. Vous pourrez constater tout ce que vous ne faites pas, probablement, parce que vous êtes soumis à un stress trop fort. Dans le même temps, ce test peut vous renseigner sur l'intensité de votre stress.

Quelle est l'intensité de votre stress ?

Exposez vos objectifs

Réfléchissez calmement

1 Prenez une grande feuille de papier et un crayon. Pendant environ un quart d'heure, réfléchissez à vos capacités et à vos inclinations. Quels sont les objectifs que vous souhaiteriez atteindre ? Que souhaitez-vous modifier dans votre vie et que faites-vous pour y parvenir ?

Quelles sont les choses que vous avez toujours pensé faire ?

2 Faites maintenant deux colonnes. Dans la première, inscrivez tout ce que vous avez toujours voulu faire et ce que vous aimeriez faire à l'avenir. Y a-t-il des choses dans votre vie que vous souhaitez faire depuis toujours ? Qu'est-ce qui vous en a empêché (vos convictions personnelles, par exemple) ?
Peut-être souhaitez-vous apprendre à danser, mais la simple idée de la première leçon de danse vous fait toujours monter le rouge aux joues. Vous aimeriez jouer du piano, mais votre certitude d'avoir deux « mains gauches » vous en empêche. Réfléchissez à ce qui correspond à votre situation personnelle et inscrivez vos réflexions dans la première colonne.

Que souhaitez-vous modifier ?

3 Passez ensuite à la seconde colonne. Inscrivez les choses que vous faites déjà mais que vous aimeriez toutefois bien modifier ou améliorer. Pensez à tous les compartiments de votre vie (famille, amis, travail, sport et passe-temps). Peut-être souhaitez-vous vous améliorer en anglais, vous perfectionner en tennis, évoluer avec plus d'aisance, être plus équilibré, ou encore être plus disponible pour les autres ?

Vos souhaits non réalisés constituent votre potentiel

Vous disposez maintenant d'une liste sur laquelle apparaissent vos objectifs personnels dans la vie et les activités importantes à vos yeux, celles que aimeriez modifier ou mieux réaliser. Il vous est peut-être revenu entre-temps des choses que vous avez déjà réalisées. Il se peut aussi que vous ayez devant vous (comme la majorité d'entre nous) une longue liste de souhaits non concrétisés : ils constituent votre potentiel. Vous pouvez voir par vous-même son importance et la proportion entre projets réalisés et non réalisés.

4 Vous pouvez maintenant vous demander ce qui vous empêche d'exploiter ce potentiel. Cela peut être lié à votre situation actuelle (manque de temps ou d'argent) qui ne vous permet pas de vous atta-

Pensez à votre situation personnelle

quer à certaines choses. Toutefois, cela n'est certainement pas le cas pour chacun de vos souhaits. Vous devez prendre conscience que c'est avant tout le volume de stress qui vous empêche de faire ce qui est inscrit sur la liste. Vous avez donc maintenant un point de repère sur l'étendue de la tension liée au stress et sur la manière dont elle influe sur votre vie.
Conservez cette liste. Elle vous servira plus tard aux chapitres « Penser et sentir positivement » (page 83) et « Équilibre individuel » (page 102).

La circulation de l'énergie vitale

Nous allons maintenant aborder un autre élément essentiel de la kinésiologie : l'énergie vitale. Dans la prise en compte globale de l'être humain si caractéristique de la kinésiologie, cet aspect revêt tout autant d'importance que le stress. Pour simplifier, la libre circulation de l'énergie vitale dans notre corps est déterminante pour la santé de notre organisme ; le stress entrave cette libre circulation et nuit par conséquent à la santé.

Énergie vitale et stress

Mais qu'est-ce que cette énergie a donc de si particulier ? Apparemment, nous avons des difficultés à trouver une réponse à cette question.

Qu'est-ce que l'énergie vitale ?

Énergie – l'envie de vivre

Nous vivons tous des situations où nous souhaiterions avoir plus « d'énergie ». Par énergie, on entend ici pas vraiment la force, mais plutôt la vitalité, l'initiative, l'envie d'exploiter à fond ses possibilités ; une énergie qui nous rend sain et résistant, qui nous maintient éveillé et performant – en résumé, une énergie qui influence tous les compartiments de notre vie.
Dans la kinésiologie, l'énergie vitale n'est donc pas une force au sens physique.
C'est l'énergie qui est à la base de toute forme de vie, qui la traverse et la soutient. Sans cette énergie, nous ne pourrions nous développer, nos organes ne pourraient fonctionner, nous n'aurions pas de sentiments et nous ne pourrions fournir aucun effort intellectuel.

■ Notre santé physique, comme notre bien-être psychique et moral dépendent d'un approvisionnement régulier et constant de l'organisme en énergie vitale.

Savoir ancien redécouvert

« Caractéristiques » de l'énergie vitale

Toutes les civilisations du monde ont depuis toujours supposé qu'il devait exister ce que l'on pourrait appeler « le souffle originel », énergie fondamentale qui serait à même de guérir nos maladies, d'allonger notre espérance de vie et de nous permettre de mieux exploiter nos capacités intellectuelles que nous ne le faisons au quotidien. Pour mieux appréhender l'influence de cette énergie, on peut penser à la sensation de fraîcheur et de forme qui nous envahit lorsqu'une maladie disparaît ou à la sensation que l'on éprouve lorsque l'on a tout d'un coup les idées claires et simples, sans plus aucune hésitation, crainte ni angoisse habituelle. Les états de ce type s'expliquent tous par la libre circulation de l'énergie.

L'utilisation rationnelle de l'énergie vitale

Comment accéder à cette énergie et l'infléchir à dessein ? Comment l'utiliser de manière rationnelle pour guérir les maladies ou mieux tirer parti des opportunités que nous offre la vie ?

Méthodes occidentales et orientales

Les peuples du monde occidental, notamment les Indiens d'Amérique et les Celtes, ont élaboré des pratiques magiques dont l'application devait conduire à la libre action de l'énergie vitale. En Orient, principalement en Chine, on a tout d'abord trouvé des réponses à ces questions dans des exercices de respiration et de gymnastique. On a ainsi découvert que l'on pouvait activer la circulation de l'énergie dans l'organisme par des techniques de respiration consciente. Par certains mouvements, comme ceux du tai-chi, on a su améliorer son propre bien-être et par une pratique régulière, se maintenir en bonne santé.

L'énergie est indivisible

Avec le temps, on a sans cesse mieux compris comment l'énergie vitale circule et agit dans le corps : on a compris qu'il s'agit bien d'une énergie indivisible qui traverse la totalité de l'organisme mais qui s'exprime de différentes manières (chaud et froid, dur et mou, ou encore rapide et lent). Et l'on a appris que la manière dont elle se répartit dans l'organisme détermine notre état de santé.

■ Une trop forte accumulation d'énergie (dans un organe ou une partie de muscle) est tout aussi nuisible qu'un niveau trop faible d'énergie. C'est seulement lorsqu'elle parvient de manière équilibrée et uniforme dans toutes les parties de l'organisme, autrement dit, lorsque l'équilibre énergétique est atteint, que nous sommes en bonne santé.

Équilibre énergétique

Les voies de circulation de l'énergie (méridiens)

Les Chinois ont donc supposé que la libre circulation de l'énergie dans le corps maintenait nos fonctions vitales. Compte tenu de l'action étroitement coordonnée de ces fonctions, l'énergie ne peut circuler de manière anarchique dans le corps.

Par des moyens essentiellement intuitifs et empiriques, les Chinois ont découvert un système harmonieux de voies de circulation, d'accumulation de l'énergie et de points de régularisation (points cutanés) enveloppant et traversant notre corps un peu comme un système de transport complexe au sein d'une grande ville.

Un système complexe

Ce système de voies de circulation, les Chinois l'ont appelé jing-luo, ce que des géographes français traversant la Chine au XVIIIe siècle ont traduit par « système de méridiens ».

Les Chinois distinguent 14 méridiens dans la peau et l'intérieur du corps. Leur nom vient des fonctions vitales auxquelles ils sont liés. Ainsi, il existe un méridien des poumons, un méridien des reins et un méridien du système circulatoire. L'énergie vitale s'écoule le long de ces voies dans des directions déterminées et traverse certaines régions du corps. Autrement dit, l'énergie s'écoule de la source vers la terminaison du méridien en suivant un sens bien précis.

L'énergie s'écoule dans une direction déterminée

Les méridiens sont invisibles à l'œil nu. Grâce aux moyens techniques modernes (mesure électrique de la résistance de la peau, scintigraphie et thermographie), on peut toutefois désormais prouver leur existence. Semblables à des câbles électriques, ils passent à environ deux centimètres sous la surface de la peau et sont entourés d'un champ électrique.

Les blocages de l'énergie provoquent des maladies

Souvenons-nous du mécanisme du stress. Nous avons vu qu'une accumulation en la matière peut entraîner un déséquilibre tel dans l'organisme que celui-ci ne peut le rétablir de lui-même, ce qui nous rend malades. En intégrant le concept d'énergie vitale dans la relation stress → déséquilibre → maladie, on peut en conclure qu'un surmenage ou une tension excessive (stress permanent) se traduit par une maladie, car l'énergie ne circule plus librement dans le corps.

Le stress permanent bloque l'écoulement de l'énergie

On peut illustrer ce processus par une image : lorsqu'un obstacle obstrue le cours d'un ruisseau, l'eau ne peut plus s'écouler régulièrement. Si l'on remplace l'eau par l'énergie vitale, le ruisseau est un méridien et l'obstacle provoquant la retenue un facteur de stress. Et la circulation de l'énergie dans notre corps est interrompue par le « blocage énergétique ».

La circulation de l'énergie est interrompue

On peut aussi se représenter le blocage de l'énergie comme suit : dans un ou plusieurs méridiens, une surtension (facteur de stress) a fait sauter le fusible ; le flux d'énergie est coupé et l'on manque alors littéralement de « courant ». La communication entre le cerveau et le corps (page 38) est entravée, ce qui nous limite dans nos actions.

Points d'acupuncture et méridiens importants pour la kinésiologie.

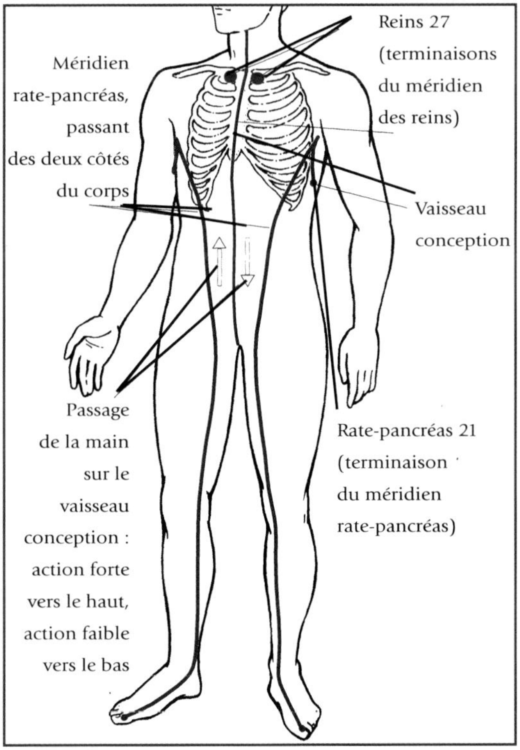

■ La libre circulation de l'énergie dans le corps est pour les Chinois la condition essentielle pour se maintenir en bonne santé. Si l'énergie est bloquée un certain temps, l'être humain peut tomber malade.

L'aide de la digitopuncture

Pour influer avec précision sur la circulation de l'énergie vitale et éliminer les blocages, les Chinois ont inventé diverses méthodes et techniques. Les plus connues, reconnues par la médecine occidentale, sont la digitopuncture et l'acupuncture.

Activation de la circulation d'énergie

Par certaines pressions (digitopuncture) ou par de fines aiguilles (acupuncture), on peut stimuler des points bien précis sur les méridiens et activer la circulation de l'énergie. Toutefois, il faut dans un premier temps poser le bon diagnostic, autrement dit déter-

miner à quel endroit du corps se situe le blocage. C'est alors seulement que l'on peut déterminer les points appropriés et les traiter.
Les théories des méridiens et de l'acupuncture expliquent comment des maladies peuvent se produire à long terme suite aux blocages de l'énergie, les méridiens étant en relation avec les organes du corps ainsi qu'avec les muscles. Ainsi, lorsque l'énergie vitale ne circule pas librement dans les méridiens (blocage de l'énergie), cela nuit aux fonctions des organes et des muscles correspondants. Ceux-ci ne sont pas suffisamment approvisionnés en énergie et ne fonctionnent donc pas correctement.

Organes et muscles sont liés

En s'inspirant de la médecine chinoise, la kinésiologie part du principe qu'il existe un blocage de l'énergie dans un méridien longtemps avant qu'une maladie se déclare.
C'est pourquoi une personne chez laquelle l'énergie vitale circule librement dans le corps a de bonnes chances de jouir d'une bonne santé. Elle est équilibrée du point de vue énergétique. L'objectif des exercices de kinésiologie est d'activer la libre circulation de l'énergie dans les méridiens. Ces exercices vous aident à défaire les blocages et, si vous pratiquez régulièrement, ils peuvent faire en sorte qu'ils se produisent moins souvent. Lorsque l'énergie vitale circule librement, le corps peut plus facilement rétablir l'équilibre perturbé par le stress.

Dénouer les blocages de l'énergie

La santé du point de vue de la kinésiologie

Nous avons vu précédemment le lien entre le surmenage (stress permanent) du corps et de l'esprit et entre l'énergie vitale et la maladie. Pour mémoire : le stress permanent conduit à un blocage de l'énergie, qui peut, à la longue, entraîner des maladies. Considérons cette relation dans une perspective différente et voyons ce que le kinésiologue veut dire lorsqu'il parle santé.

La santé est un équilibre dynamique

« Équilibre en continu »

Lorsque nous sommes en bonne santé, nous nous sentons bien. Nous sommes « équilibrés », dans un état d'équilibre physique et psychique. Mais il arrive que cet équilibre soit troublé par l'action des facteurs de stress. L'être humain peut résister correctement à un certain degré de perturbations, car notre organisme est un système homéostatique (autorégulateur) qui s'efforce constamment d'établir ou de rétablir l'équilibre. La santé n'est donc pas un état stable. C'est pourquoi la kinésiologie désigne la santé comme un « équilibre dynamique ».

La santé en tant qu'harmonie

Harmonie du corps et de l'âme

Dans la vision globale que le kinésiologue a de l'être humain, le corps et l'âme ne font qu'un. La santé ne se limite donc pas uniquement à l'aspect physique et c'est seulement lorsque le corps et l'âme sont en harmonie que l'être humain est considéré en bonne santé : il se sent bien, il est équilibré et performant ; il peut développer ses capacités et son potentiel. Cette harmonie au sein de l'unité que constitue l'être humain peut être comparée à celle d'un piano. Vous pouvez vous exercer autant que vous le voulez sur un piano désaccordé, votre musique ne sera jamais aussi bonne que s'il était accordé. Pour parvenir aux meilleurs résultats, tout comme le piano doit être accordé, le corps doit être en harmonie.

Harmonie dans la triade de la santé

Comme nous l'avons vu, le kinésiologue considère l'être humain comme une « triade ».

Évaluation externe de l'être humain

Si cette décomposition de l'organisme en trois domaines n'est pas acceptable, compte tenu du fait que l'être est une entité indivisible, elle se justifie tout à fait pour l'application des méthodes et des exercices de la kinésiologie. De l'extérieur en effet, on peut considérer l'être humain sous différents angles, notamment par sa démarche, par sa posture, par les aliments qu'il ingère ou encore par les sentiments et les pensées qui l'animent. Les exercices sont déterminés en fonction du domaine le plus perturbé.

Les piliers de la santé

■ Les éléments de la triade sont aussi les piliers sur lesquels repose la santé de l'être humain. Ce sont la structure (muscles, tendons, ligaments, os et articulations), le métabolisme (processus biochimiques se déroulant à l'intérieur du corps, tels que la transformation et l'élimination des aliments) et le psychisme (pensées et sentiments).

Trouble de l'harmonie par le stress

Pour la kinésiologie, la santé résulte de l'harmonie au sein de la triade. Harmonie signifie dans ce cas que les trois domaines ont fonctionnellement des besoins et des valeurs identiques. L'intervention de facteurs de stress peut toutefois troubler cette harmonie. Celle-ci est rompue dès que l'un au moins des domaines est soumis à l'action d'un facteur de stress. On peut se représenter l'harmonie dans la triade ou la santé de l'être humain comme un triangle :

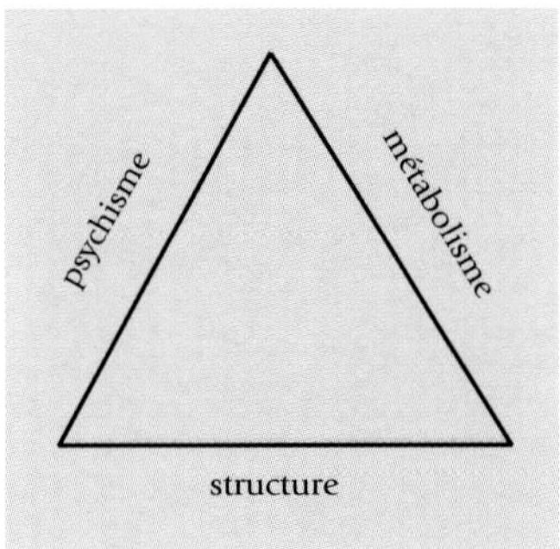

Dans la kinésiologie, le triangle équilatéral est le symbole de la santé.

Le stress s'exerce dans tous les domaines

Si un côté du triangle se modifie car l'un des trois systèmes est soumis à une perturbation (facteur de stress), les deux autres côtés se déforment également. À l'intérieur de la triade en effet, tous les domaines sont interdépendants. Les perturbations qui affectent un domaine se répercutent immédiatement sur les deux autres. Suivant l'intensité des facteurs de stress, vous pourrez être seulement indisposé ou carrément malade.

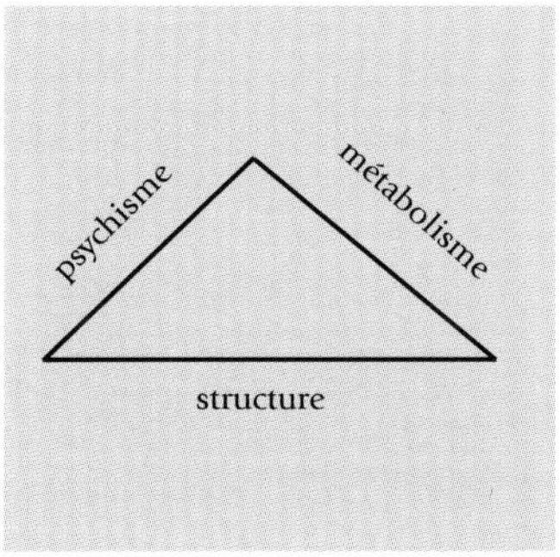

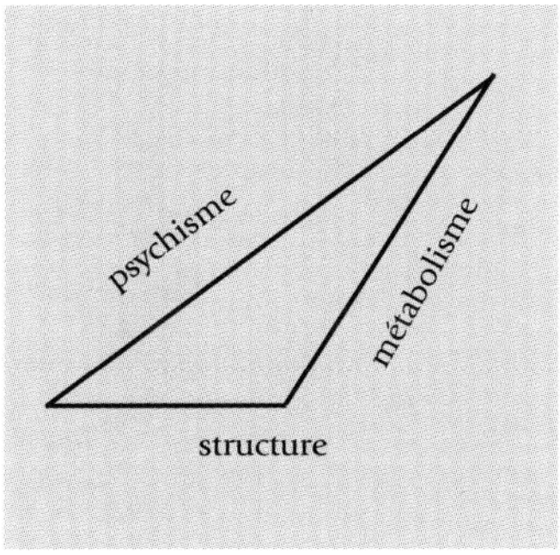

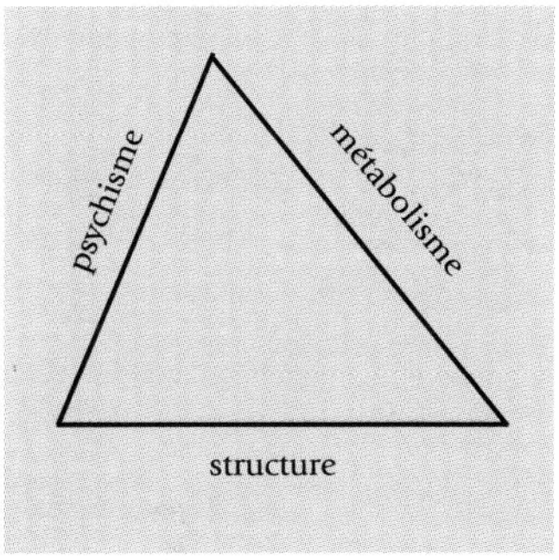

Pour la kinésiologie, ces triangles irréguliers symbolisent la perturbation de l'harmonie dans la triade de la santé, autrement dit l'indisposition ou la maladie.

Comment le stress trouble l'harmonie

Action « holistique»

On peut voir que l'être est une entité formée par la structure, le métabolisme et le psychisme grâce à l'effet exercé par un facteur de stress quelconque sur l'harmonie dans cette triade. Lorsqu'un facteur agit sur un domaine, les deux autres sont automatiquement touchés.
Le tableau ci-dessous montre par des exemples comment les facteurs de stress d'un composant de la triade se répercutent sur tous les autres composants et entraînent chez nous un déséquilibre :

Action des facteurs de stress dans la triade

Déclencheur	*Psychisme*	*Structure*	*Métabolisme*
Foulure	Peur	Posture de compensation	Résorption de l'hématome
Aliment indigeste	Saute d'humeur	Modification de la posture sous l'effet de la douleur	Diarrhée, constipation, œdème lymphatique
Problème psychique	Moral bas	Tension dans l'épaule	Digestion ralentie, accélérée, « oppression » ou chose « sur l'estomac » « trouille »,

Troubles corporels – Signaux de l'organisme

Le début d'une maladie

Lorsque nous sommes en bonne santé et que tout va bien, nous n'en avons pas du tout conscience. Nous commençons à nous intéresser à notre santé uniquement au moment où nous sommes en passe de la perdre – lorsque nous ne nous sentons pas bien ou lorsque nous avons mal quelque part. Ces troubles sont des signaux que nous envoie l'organisme.

Si l'équilibre entre la structure, le métabolisme et le psychisme est rompu de manière durable, nous en ressentons à coup sûr les conséquences. Nous avons mal à la tête, mal au dos, nous sommes indisposés et nous constatons une atteinte de nos facultés intellectuelles et psychiques, qui se traduit à son tour par des difficultés de concentration ou une certaine irritabilité. Tous ces signes peuvent révéler des troubles pathologiques. Notre organisme nous fait ainsi remarquer que quelque chose ne va pas. Le déséquilibre est tel qu'il a besoin de notre aide pour rétablir l'harmonie et la santé.

L'implication personnelle est importante

Volonté de changer

L'implication personnelle réside en partie dans la volonté de guérir. Elle peut aussi se traduire par l'intention de changer quelque chose qui nous nuit à l'évidence dans le cours de notre vie : certaines circonstances ou certains facteurs de stress physique et psychique (stress permanent) que nous ne pouvons plus supporter, par exemple. D'autre part, par les signaux qu'il nous envoie, l'organisme nous donne une chance : il nous aide à reconnaître nos mauvais comportements, afin que nous puissions y remédier.

Essayons de mieux comprendre ce système d'avertissement par un exemple : vous souffrez ces derniers temps de plus en plus dans la région du cou et des épaules. Cela vient du fait que les muscles de cette région sont tendus en permanence (le stress et ses conséquences, page 11). Comment réagissez-vous face à ces troubles ? Vous pouvez commencer par vous demander s'il existe une relation avec votre vie professionnelle ou personnelle. Les douleurs sont-elles plus fortes le lundi lorsque vous devez retourner travailler ? Comment cela se fait-il ? C'est la zone douloureuse qui vous donne une « réponse ». Elle indique de manière claire que vous avez soumis vos épaules à une tension trop forte ; que vous êtes débordé par votre charge de travail ou par vos responsabilités.

Le corps comme expression de l'âme

Vos troubles physiques n'ont tout d'abord comme seul objectif que de vous signifier cette surtension. Votre engagement pour recouvrer la santé (l'absence de troubles) consiste à vous demander ce qui vous pèse de manière excessive. Dans un second temps, vous devez essayer de résoudre le problème de manière constructive : vous pouvez peut-être vous arranger avec vos collègues ou envisager de changer d'orientation professionnelle. Ce sont autant d'actions susceptibles d'éliminer à terme le facteur de stress.

Les premières mesures

Récapitulation : pour la kinésiologie, la santé résulte de l'équilibre et de l'harmonie. On entend par harmonie l'accord des trois domaines de la triade, à savoir, la structure, le métabolisme et le psychisme. Cette harmonie peut être rompue par des facteurs de stress. Le corps tente alors de rétablir l'équilibre perdu. S'il n'y parvient pas, parce que ces facteurs sont trop forts, l'organisme tombe malade.

Que peut-on attendre de la kinésiologie ?

Comme nous l'avons vu, la kinésiologie est une méthode de traitement globale, reposant sur la théorie chinoise de l'énergie. Si les anciens médecins chinois considéraient qu'ils devaient traiter les troubles énergétiques, les indispositions, les affections et les maladies, leur principal objectif était de faire en sorte d'éviter leur survenue : la prévention, les précautions et les recommandations pour une vie saine constituaient en fait la majeure partie de leur travail. C'est pourquoi ils avaient tout intérêt à trouver de quelle manière leurs patients pouvaient eux-mêmes se venir en aide. Ils étudièrent avec soin des thèmes tels que le prolongement de la durée de vie, la connaissance de soi, l'élargissement du champ de conscience et enfin, l'élévation du niveau d'énergie de l'être humain dans son ensemble.

Le modèle des médecins chinois

Par analogie, les méthodes de la kinésiologie s'appuient sur les conceptions des médecins chinois en matière de santé et s'appliquent essentiellement dans deux cadres :

- Elles vous permettent d'identifier et de traiter les troubles énergétiques (blocages de l'énergie conduisant à l'indisposition et à la maladie) causés par le stress.

Traitement des troubles

- Elles vous permettent, lorsque vous êtes en bonne santé, de déterminer comment mieux réussir encore votre vie que vous ne le faites actuellement. Elles vous apprennent à définir plus précisément ce qu'il faut débloquer ou améliorer pour mieux développer votre potentiel personnel (vos capacités psychiques et physiques, votre joie de vivre, votre sens de la communication).

Développement du potentiel personnel

■ La kinésiologie est une méthode véritablement globale, car elle n'exclut rien et peut s'appliquer effectivement dans tous les compartiments de la vie. Elle suit, ce faisant, le vieux principe chinois selon lequel l'être est en parfaite santé uniquement à partir du moment où tout est harmonieux et respecté l'équilibre énergétique.

La kinésiologie dans la pratique thérapeutique

Les méthodes de la kinésiologie sont employées par les thérapeutes, aussi bien pour le diagnostic que pour le traitement. Le test musculaire (page 39) permet de reconnaître les troubles énergétiques (autrement dit, les blocages de l'énergie dans les méridiens) dans l'organisme du patient. Par la réaction de certains muscles, le corps indique si les méthodes de traitement choisies (par exemple, la manipulation de zones réflexes ou le recours aux médicaments) sont bien supportées ou non par l'organisme. Ce test permet donc au thérapeute de déterminer le traitement adapté à chaque affection ou maladie particulière.

Les indications données par la réaction musculaire

Applicable à de nombreuses professions

Les outils à sa disposition peuvent dans ce cas être aussi variés que le nombre de branches de la kinésiologie : ainsi, un médecin ou un physiothérapeute choisira à l'aide de la kinésiologie les médicaments appropriés pour son patient ; le spécialiste en éducation déterminera avec précision les exercices qui stimulent l'apprentissage, et le psychologue pourra découvrir les sentiments cachés de son patient à l'aide de la kinésiologie.

La kinésiologie en tant qu'outil pour s'aider soi-même

Comme nous l'avons vu, la kinésiologie est un outil approprié pour se soigner soi-même et évaluer sa situation personnelle. Grâce à elle en effet, nous pouvons identifier et réduire les tensions infligées par le stress.

La réduction du stress

- Elle permet à l'organisme de retrouver plus rapidement l'équilibre perturbé par l'action des facteurs de stress et ce, dans tous les compartiments de la vie. L'équilibre est la condition indispensable à la santé et au bien-être, car seul l'équilibre permet de développer le potentiel physique et spirituel.
- Elle défait les blocages de l'énergie induits par le stress dans les méridiens et assure une meilleure circulation de l'énergie vitale dans le

corps. Elle nous aide ainsi à renforcer nos capacités d'autoguérison et à prévenir les maladies.

- Par le test musculaire, elle aide à découvrir les facteurs de stress propres à chaque individu pour qu'il puisse les éviter à l'avenir, et maintenir au plus bas les tensions liées au stress.

La kinésiologie n'est pas un « gadget »

Mise en garde

Les méthodes de la kinésiologie sont certes aisément applicables dans tous les compartiments de la vie et à tous les individus, mais la pratique exige toutefois de l'attention et de la rigueur. Comme toutes les méthodes scientifiquement fondées et éprouvées, la kinésiologie n'est pas un « gadget ». Pour en tirer tous les bénéfices dans votre quotidien, il convient de faire preuve du plus grand soin dans son application.

Vous ne devez pas non plus tenter de traiter les troubles ou les maladies plus sévères par la kinésiologie sans consulter votre médecin ! En cas de doute, contactez-le sans délai ! Vous pourrez toujours compléter le diagnostic et le traitement qu'il vous préconisera par des exercices de kinésiologie à votre domicile.

La spécificité de la kinésiologie

Réunion de différentes méthodes

La kinésiologie se caractérise par la combinaison de plusieurs méthodes thérapeutiques et l'élaboration d'un instrument complémentaire, à savoir, le test musculaire. La digitopuncture et la réflexologie ainsi que la théorie de l'énergie qui les sous-tend sont d'origine chinoise ; les exercices qui font appel à l'imagination (techniques de visualisation) sont communs à de nombreux peuples dans le monde ; les découvertes relatives à la fonction et à l'action coordonnée des hémisphères cérébraux sont issues de la recherche sur le cerveau ; les exercices d'intégration des hémisphères sont calqués sur les cycles naturels des mouvements du corps ; enfin, les déclarations importantes relatives à l'effet du stress sur l'organisme humain ont été faites bien avant la découverte de la kinésiologie.

Celle-ci relie ces diverses méthodes, découvertes et observations par

Le principe essentiel de la kinésiologie

une interdépendance simple et rationnelle : lorsque le stress entrave la circulation de l'énergie dans un méridien, l'organe lié à ce méridien (le cerveau est aussi un organe !), et le muscle qui lui est associé, sont sous-alimentés sur le plan énergétique (page 8).

La méthode du test musculaire

C'est à partir de cette découverte que la méthode du test musculaire a été élaborée. Selon que la réaction du muscle est faible ou forte, il y a ou il n'y a pas de facteur de stress. L'origine de ce dernier ne peut être déterminée qu'en fonction de votre situation personnelle ! Le choix de la mesure, de l'exercice ou de la thérapie à employer pour contrer ce stress dépend entièrement de vos expériences, de vos capacités et de vos prédispositions !

L'objectif de la kinésiologie

■ On peut donc comparer le test musculaire kinésiologique à une loupe qui permet de tout agrandir, pour définir ce qui réduit ou renforce votre énergie vitale. Dans ce livre, nous vous présentons quelques exercices et recommandations types, qui vous permettront de réduire les tensions liées au stress. L'objectif est d'accroître vos capacités à mieux vous aider vous-même et de vous rendre plus réceptif à ce dont votre organisme a besoin et à ce qui lui nuit. Pour atteindre cet objectif, quelques exercices seulement suffisent, car ils agissent globalement dans tous les domaines de la santé.

Méthodes de test de la kinésiologie

Test musculaire et test du pendule intérieur

Nous allons maintenant voir deux des plus importantes méthodes de test de la kinésiologie : le test musculaire et le test du pendule intérieur. Tous deux fonctionnent suivant le même principe. D'autres méthodes existent, mais elles sont trop complexes pour une pratique autonome. Leur utilisation suppose une formation prolongée dans un institut de kinésiologie.

Le stress affaiblit nos muscles

Lorsqu'un ou plusieurs facteurs de stress agissent sur nous simultanément, nos muscles réagissent autrement que lorsque nous sommes détendus. On peut le constater avec l'exemple suivant.

Un exemple

Lorsque quelqu'un vient vous annoncer une mauvaise nouvelle, il vous demande d'abord de vous asseoir, car si vous restiez debout, vous risqueriez de tomber à genoux sous le coup de l'émotion. Cela prouve que le stress agit directement sur l'état des muscles. Nous réagissons aux sollicitations extérieures (stress émotionnel lié à la mauvaise nouvelle) de deux manières : forte ou faible. Si nous tombons à genoux (réaction faible), cela tient à ce que le stress interrompt la circulation de l'énergie dans le méridien lié aux « muscles sustentateurs ». Ces muscles ne reçoivent plus assez d'énergie pour fonctionner comme à l'accoutumée.

Muscles insuffisamment approvisionnés en énergie

Dès que nous surmontons l'émotion que la nouvelle nous a causée, l'énergie circule à nouveau dans le méridien, et nous pouvons à nouveau nous tenir debout.

La situation est moins évidente si nous sommes soumis tous les jours en permanence à de faibles facteurs de stress. Souvent, nous n'en avons guère conscience et pourtant ils entravent l'approvisionnement énergétique des muscles. Qui, après une journée de travail chargé, ne s'est pas senti tendu et vidé, presque incapable d'activité physique (et donc musculaire) : dans ce cas, la circulation de l'énergie est interrompue en plusieurs endroits, et l'organisme ne reçoit plus assez d'énergie. Il n'en serait pas ainsi si nous étions conscients à tout moment des facteurs de stress et si nous compensions leurs effets d'une situation à l'autre. Nous pourrions ainsi maintenir la circulation de l'énergie et nous serions encore plein d'entrain le soir venu !

Le test musculaire

Lorsque l'organisme est soumis à un stress, la réaction correspondante (blocage de l'énergie accompagné d'un affaiblissement du tonus musculaire) se transmet automatiquement à l'intérieur du corps, que le stress ait été volontairement recherché ou que nous l'ayons subi à notre insu. Ainsi, lorsque nous regardons un film dramatique au cinéma, les processus qui se déroulent en nous sont similaires à ceux qui interviennent lorsque nous connaissons un drame analogue dans une relation de la vie réelle.

Notre organisme réagit « en aveugle»

Cet automatisme dans nos réactions (prédominance de l'ACI dans le cerveau, page 19), qui englobe l'organisme entier, est mis à profit dans la kinésiologie à l'aide du test musculaire : que nous le voulions ou non, lorsque quelque chose nous stresse, nos muscles s'affaiblissent, et sans facteur de stress, ils restent forts. Le test musculaire permet donc de trouver dans tous les compartiments de notre vie les facteurs qui réduisent notre énergie vitale, car un facteur de stress réduit toujours l'énergie vitale par le blocage qu'il provoque.

L'utilité de nos réactions automatiques

On peut ainsi augmenter ou diminuer son stress à travers l'alimentation quotidienne.

Faites un test avec un aliment : si le muscle est affaibli, vous pouvez en déduire qu'il constitue un facteur de stress pour vous et que votre corps ne le supporte pas à l'heure actuelle. Cet aliment entraîne un déséquilibre du métabolisme et perturbe ainsi l'harmonie de la triade.

Facteurs de stress artificiels

Vous pouvez aussi imaginer votre chef au bureau lors du test musculaire : si le muscle testé reste fort, vous entretenez selon toute vraisemblance une bonne relation avec votre supérieur ; si le muscle réagit faiblement, vous pouvez vous demander si vous aimez travailler avec votre chef actuel ou si la simple idée de ce rapport hiérarchique ne suffit pas à vous stresser.

■ Si un thérapeute confirmé teste certains muscles bien précis pour établir son diagnostic, nous nous limiterons dans ce livre à l'un d'entre eux, le deltoïde (du bras droit ou gauche).

Le rôle « d'indicateur » du deltoïde

Dans le test musculaire, le deltoïde permet de « demander » directement au corps si le blocage de l'énergie est causé par notre posture, par un aliment particulier, par nos sentiments ou par nos pensées. En kinésiologie, il est appelé « muscle indicateur », car il est représentatif de tous les autres muscles du corps dans l'indication de la réaction de l'organisme à un facteur de stress. Si tout muscle sain est en principe approprié à cet effet, ce muscle est particulièrement aisé à tester. Normalement, autrement dit, lorsqu'aucun des facteurs de stress possibles n'intervient, le deltoïde réagit avec force. S'il est faible (plus précisément, s'il réagit faiblement) face à une influence créée artificiellement lors du test (un aliment, par exemple), il s'agit d'un facteur de stress pour notre organisme. S'il reste fort, il est alors certain que l'objet du test n'est pas un facteur de stress et qu'il ne diminue pas notre énergie vitale.

« Représentant » de la musculature

Le deltoïde, qui a la forme d'un diamant et recouvre l'articulation de l'épaule, est responsable des mouvements permettant d'éloigner les bras du corps. En kinésiologie, c'est le muscle utilisé de préférence comme indicateur.

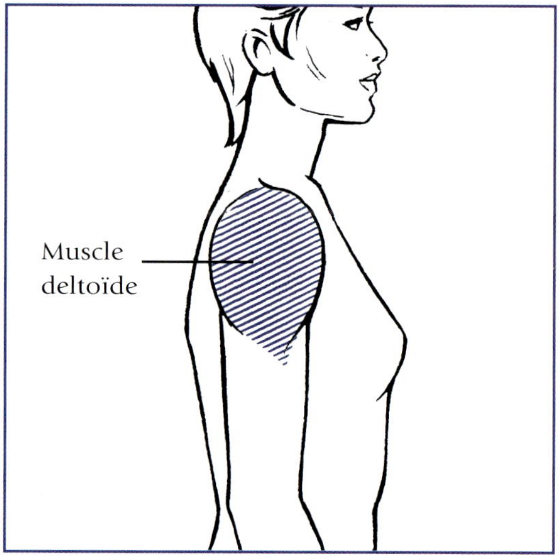

Le deltoïde révèle s'il existe ou non un facteur de stress.

La technique du test musculaire

► Le test musculaire n'est pas difficile à exécuter. Vous avez toutefois besoin d'un ou d'une partenaire et d'un peu de pratique. Vous pouvez vous tester l'un l'autre réciproquement. Si vous n'avez pas de partenaire, vous pouvez pour remplacer vous exercer au test du pendule intérieur (page 47). Dans la description qui suit, nous supposerons que vous vous laissez tester par votre partenaire.

Note importante

En kinésiologie, le test musculaire (à la différence du test musculaire du physiothérapeute) ne sert pas à mesurer la force physique. Ce test n'est donc pas un exercice de force ! Il s'agit plutôt d'acquérir, vous et votre partenaire, une certaine capacité à apprécier le moment où le muscle « se verrouille », autrement dit lorsqu'il résiste et à quel moment il lâche.

À quel moment le muscle se « verouille »

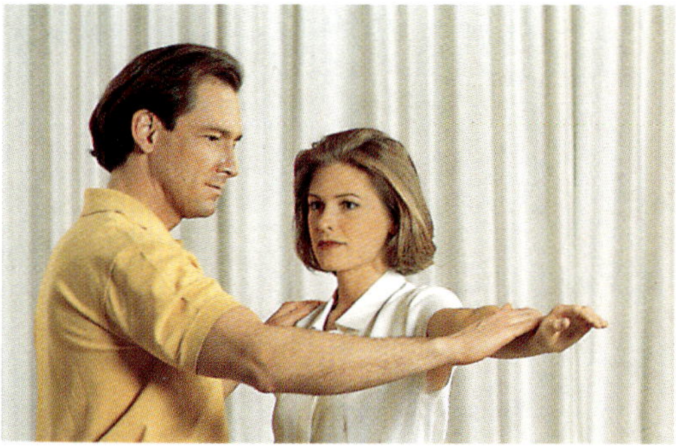

Votre partenaire appuie sur votre bras doucement vers le bas alors que vous tentez de résister à la pression.

- Vous êtes debout et détendu. Votre bras droit pend relâché vers le bas. Tendez le bras gauche (bras testé), la main détendue, paume vers le bas.
- Votre partenaire se place maintenant devant vous de manière à ce qu'il puisse facilement poser sa main gauche sur votre épaule droite – et stabiliser ainsi votre position. Pour le test, il place la paume de sa main droite délicatement sur votre avant-bras droit, à l'endroit situé immédiatement derrière le poignet (photo ci-contre).
- En prononçant le mot « tenir », il vous demande de tenir votre bras en position tendue ; immédiatement après vous avoir donné cet ordre, il pousse votre bras vers le sol pendant une à deux secondes tout doucement (!) et régulièrement, sans à-coups. Vous tentez de résister à la pression en tenant le bras dans la position précédemment décrite.

Quelles sont les réactions possibles au test ?

Si le test musculaire est correctement exécuté, il n'existe en principe que deux réactions possibles :

Le muscle résiste

1 Le deltoïde est « fort », autrement dit, il résiste à la pression. Cela se manifeste de la manière suivante : au moment même où la pression est exercée, vous sentez que le muscle cède un minimum avant de se verrouiller en quelque sorte. Il se « bloque » et le bras ne descend plus. Votre deltoïde a suffisamment d'énergie, il est « connecté ».

Le muscle lâche

2 Le deltoïde est « faible ». Vous ne parvenez pas à garder le bras dans la position de départ. Cela peut se manifester de diverses manières. Soit le bras se laisse tout de suite pousser facilement vers le bas ou il commence à trembler, ce qui montre qu'il a trop peu d'énergie. Le muscle est « déconnecté ». Il est considéré faible à partir du moment où le bras descend de plus de 5 cm. Vous pouvez alors supposer que vous êtes actuellement sous l'influence d'un ou plusieurs facteurs de stress, qui entravent le muscle dans sa fonction. C'est d'ailleurs pourquoi il n'est pas suffisamment alimenté en énergie.

Une possibilité d'explication

Jusqu'à aujourd'hui, on n'a pas pu expliquer de manière précise comment se produisait le phénomène de « déconnexion » (muscle testé faible). La kinésiologie propose le modèle explicatif suivant : si une sollicitation donnée (un aliment, par exemple) constitue un stress pour votre corps, le cerveau n'est pas capable de gérer simultanément les deux sollicitations (aliment et test musculaire). Le cerveau ne peut à la fois maintenir le muscle fort et réagir de manière appropriée à la sollicitation supplémentaire (aliment). C'est, pense-t-on, pourquoi le muscle cède immédiatement : il reçoit moins d'énergie, et sa capacité de réaction est diminuée.

Résultat de test faible sans facteur de stress

Si vous réalisez le test musculaire sans l'intention de vérifier l'effet d'une sollicitation ou d'un facteur de stress particulier, le bras testé (plus précisément, le deltoïde) doit toujours réagir avec force.

Si, à la seule pratique du test musculaire, et sans l'influence d'un facteur de stress, votre bras gauche réagit faiblement, procédez au test sur le bras droit.

Procédez de la même manière, suivant la description donnée à la page 41, mais en inversant les mouvements. (En principe, vous pouvez faire le test aussi bien sur le bras gauche que sur le bras droit ; cela est sans influence sur le résultat).

Si le bras droit est « faible » lui aussi, recommencez avec le bras gauche et – si la réaction est faible à nouveau – recommencez avec le bras droit. Si le bras est testé faible à chaque fois, ou si vous avez des douleurs dans le bras lors du test, il faut consulter un thérapeute. Il est possible que vos deltoïdes ne se prêtent pas au test suite à un trouble organique. Le kinésiologue devrait en trouver la cause et rendre vos muscles propres au test par un traitement adapté. Si ce traitement échoue, vous pouvez utiliser le test du pendule intérieur (page 47), qui permet toutefois uniquement de tester l'action des pensées et des sentiments.

Testez vos deux bras

Pratique du test musculaire

► Avant d'utiliser le test musculaire pour identifier les facteurs de stress, il convient de s'exercer quelque temps. C'est seulement par la pratique que la personne testée ainsi que son partenaire peuvent parvenir à apprécier si le deltoïde est « fort » ou « faible ». Votre pratique ultérieure en sera facilitée et vous saurez interpréter le test avec plus d'assurance. En exécutant plusieurs fois les trois propositions de test suivantes tirées des trois domaines de la triade de la santé, vous deviendrez progressivement plus réceptifs aux différents modes de réaction du deltoïde :

Apprenez à interpréter le résultat du test

- Domaine du psychisme (page 84) : pensez fortement à une situation qui vous est agréable (vos dernières vacances, par exemple) pendant que votre partenaire procède au test musculaire. En règle générale, la réaction musculaire est « forte ». Pensez ensuite à une situation désagréable (une dispute au travail ou une visite chez le dentiste, par exemple) et vous remarquerez que la réaction musculaire est « faible ».
- Domaine du métabolisme (page 66) : mettez un morceau de sucre dans la bouche puis faites-vous tester. Selon toute probabilité, votre deltoïde devrait réagir par un faible tonus musculaire. Enlevez ensuite le sucre de votre bouche, attendez une minute et faites-vous à nouveau tester. Le tonus devrait être redevenu fort. Si c'est le cas, vous pouvez essayer maintenant de vous faire tester avec un morceau de fruit (sans mâcher !). Dans ce

Pensez à une situation désagréable

Testez avec et sans facteur de stress

Méthodes de test de la kinésiologie

cas également, le tonus devrait être fort. Explication : l'assimilation du sucre raffiné demande à l'organisme une énergie considérable et, dans ce sens, cet aliment constitue un facteur de stress. Le fruit, au contraire fournit, de l'énergie sous une forme que notre organisme peut aisément supporter (page 70).

● Domaine structurel (page 52) : asseyez-vous sur une chaise et penchez-vous légèrement en avant (dos arrondi). N'adoptez pas une position confortable et relâchée, mais plutôt tendue, un peu comme le penseur de Rodin. Demandez à votre partenaire de tester l'un de vos deltoïdes (gauche ou droit). Le tonus devrait être faible. La position penchée est fatigante pour le corps : elle est donc un facteur de stress.

Si vous en avez la possibilité, procédez aux tests précédemment décrits avec différents partenaires. Vous apprendrez ainsi à connaître les variantes des réactions « faibles » suivant les individus.

Exercez-vous avec différents partenaires

Faites-vous ensuite tester en position assise, le buste droit (imaginez que vous êtes une marionnette que l'on tire avec un fil fixé par la tête). Selon toute vraisemblance, votre deltoïde devrait indiquer un tonus fort. La position buste droit est en effet la plus naturelle et la plus saine pour le corps.

Le buste incliné est un facteur de stress pour le corps – le tonus musculaire est faible.

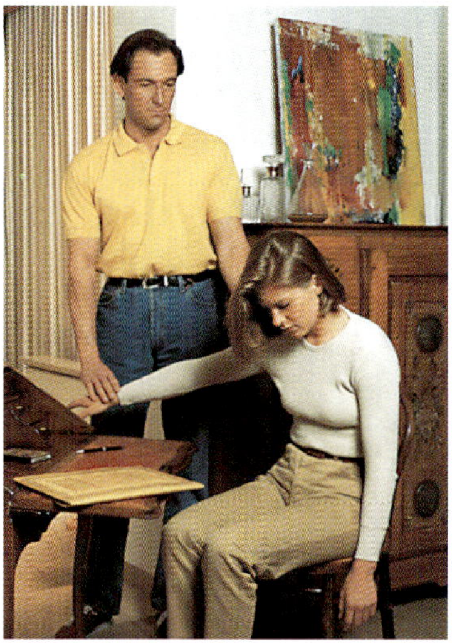

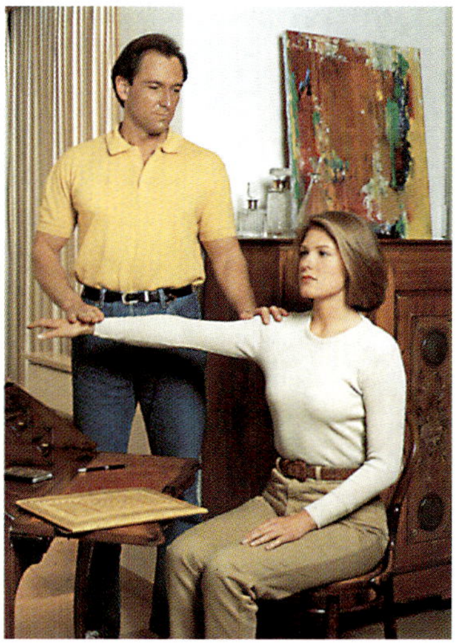

Le buste droit, le corps se trouve équilibré – le tonus musculaire est fort.

■ Comme nous l'avons vu dans ces exemples, avec un peu de pratique, vous pouvez déterminer, grâce au test musculaire, quelles sont les influences (aliments, pensées ou sentiments, par exemple) qui diminuent votre énergie vitale, par le fait qu'elles constituent des facteurs de stress pour votre organisme.

Remarque importante

Le test musculaire n'est pas une méthode objective mais subjective, car la perception de la personne testée comme celle du partenaire influence le résultat. Cela n'est toutefois pas un argument contre le test musculaire. Il peut malgré tout être un indicateur important pour vous. Il peut vous montrer la direction à suivre pour retrouver l'équilibre du corps et de l'âme, pour recouvrer une meilleure santé et une plus grande sensation de bien-être.
N'oubliez pas que le résultat obtenu lors du test musculaire de la kinésiologie constitue un instantané de votre état physique et mental actuel. Par conséquent, ne testez pas un facteur de stress donné une seule fois, mais vérifiez le lendemain si la réponse de l'organisme reste « faible » pour le même facteur de stress (morceau de sucre, par exemple). N'utilisez pas un résultat de test isolé pour tirer des conclusions générales sur votre tolérance personnelle concernant des sollicitations bien précises.

Le test musculaire donne une orientation

Muscle et méridien : un exemple pratique

Le test musculaire révèle les blocages de l'énergie

► Comme nous l'avons vu, les muscles sont liés aux méridiens, qui sont les voies de circulation de l'énergie dans le corps (page 26). Tout blocage de l'énergie dans le méridien est visible par le test musculaire : le tonus du muscle est alors faible. Avec le test qui suit, vous allez pouvoir le vérifier sur vous-même. Le muscle testé est toujours le deltoïde et le méridien choisi est le « vaisseau conception » (page 27). Ce méridien court sur la face du corps, grossièrement du pubis au menton. L'énergie circule du bas (pubis) vers le haut (menton). Pour ce test, vous avez à nouveau besoin d'un ou d'une partenaire.

1 Votre partenaire pratique tout d'abord le test musculaire sur votre deltoïde. Normalement, le tonus doit être « fort » (dans le cas contraire, voir page 42).

2 Laissez ensuite pendre le bras testé en position relâchée et tenez-vous droit et détendu. Votre partenaire doit alors procéder comme suit : avec la main droite ou gauche tendue, il passe directement sur votre corps ou à un centimètre environ de la surface de la peau, le long du vaisseau conception, non pas de bas en haut (qui est le sens de circulation de l'énergie), mais de haut en bas. Ce mouvement doit être effectué rapidement.
Immédiatement après, il teste à nouveau votre deltoïde. En règle générale, le tonus musculaire est devenu faible.
Que s'est-il passé ? Le passage de la main le long du vaisseau conception dans la direction erronée (l'énergie s'écoule dans le

Votre partenaire passe la main sur le vaisseau conception vers le haut ou vers le bas. De cette manière, il renforce ou réduit l'énergie vitale en circulation.

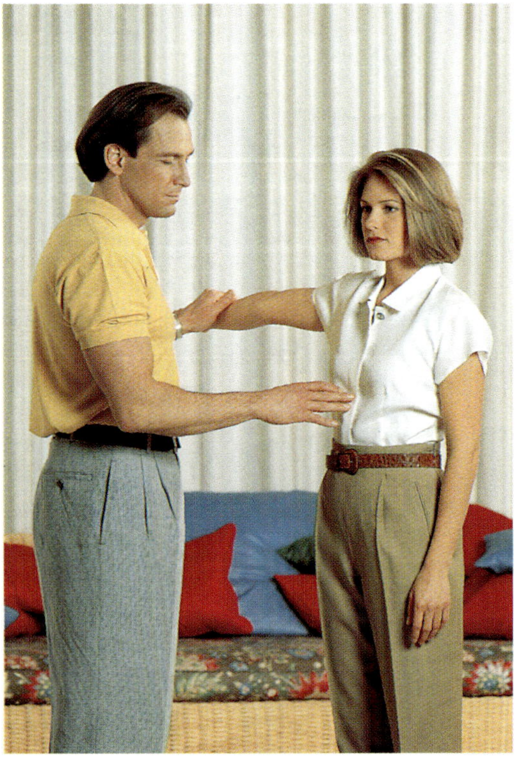

vaisseau conception du bas vers le haut) est un facteur de stress pour votre corps. Cela apparaît à travers l'affaiblissement du tonus musculaire.

3 Après environ 10 secondes, testez à nouveau le deltoïde (sans passer au préalable la main sur le méridien). Votre corps devrait avoir retrouvé son équilibre préalablement troublé par le facteur de stress, et devrait à nouveau afficher un tonus fort. Dans le cas contraire, passez la main (ou demandez à votre partenaire à ce qu'il passe rapidement la sienne trois fois le long du vaisseau conception) cette fois-ci dans le sens du flux énergétique (autrement dit, de bas en haut). Peu importe que vous touchiez alors le corps ou que vous restiez à quelques centimètres. (Le méridien réagit également sans que vous touchiez le corps, parce qu'il est entouré d'un champ électromagnétique sur lequel vous agissez avec votre main, page 27). Le deltoïde devrait maintenant avoir retrouvé un tonus fort. Cet exercice est par ailleurs tout à fait adapté pour développer votre capacité à sentir la « déconnexion » du deltoïde.

Activation du flux énergétique

Le test du pendule intérieur

Cette méthode est le second test de kinésiologie présenté dans ce livre. Vous pouvez l'utiliser pour mesurer la réaction musculaire face aux facteurs de stress, même si vous n'avez pas de partenaire. Il sert toutefois uniquement à identifier les facteurs de stress émotionnel. Vous ne pouvez par exemple pas l'utiliser pour tester des aliments, mais seulement pour voir dans quelle mesure votre conception du monde, vos pensées et vos sentiments sont des facteurs de stress. Il montre que les choses qui se passent dans notre esprit influent sur notre posture et nos mouvements. Certains parmi les facteurs de stress que l'on peut examiner par le test musculaire se manifestent lors du test du pendule intérieur par des modifications bien précises de la posture, également liées à la musculature.

Test sans partenaire

La technique du test du pendule intérieur

► Cette technique est appelée test du pendule intérieur, car elle consiste à ressentir les oscillations du corps lorsque l'on pense

Sentez les oscillations de votre corps

à des situations ou à des problèmes précis.
La direction et le type des oscillations indiquent si la situation ou le problème constitue ou non pour nous un facteur de stress. Ne vous attendez toutefois pas à ce que votre corps oscille fortement durant le test. Il s'agit plutôt d'infimes mouvements, essentiellement de votre buste, presque imperceptibles pour un observateur extérieur.

Pensez à une situation agréable

● Tenez-vous droit et détendu, fermez les yeux et sentez dans un premier temps votre corps, sentez le contact de vos pieds avec le sol. Concentrez vos pensées sur une situation qui vous est agréable, par exemple vos vacances, un beau week-end ou quelque chose que vous aimez faire. Observez la manière dont votre corps réagit à cette représentation mentale. Votre buste s'incline-t-il alors vers l'avant, ou avez-vous le sentiment de basculer légèrement vers l'arrière ou sur le côté ? La réaction de balancement est différente pour chacun d'entre nous. Le fait de penser à une situation agréable peut vous faire légèrement basculer vers l'arrière, car, pour vous, le jour de congé est associé principalement au fait de s'allonger et de se détendre, mais les autres réactions décrites sont également possibles. Notez mentalement et avec précision la manière dont vous réagissez à une perspective agréable.

Souvenez-vous de vos réactions

● Ouvrez les yeux et souvenez-vous de votre réaction durant le test. Recommencez le test. Fermez les yeux et commencez par sentir votre corps. Pensez ensuite à une situation désagréable, une situation qui représente pour vous un fort stress émotionnel, comme un examen ou une rencontre avec une personne dont vous avez peur. Faites de nouveau très attention à la direction dans laquelle se déplace votre buste lorsque vous pensez à ce facteur stressant. Sentez-vous une différence dans la réaction de votre corps ? Peut-être avez-vous maintenant le sentiment d'être figé ou de pencher légèrement vers l'avant ? Si vous avez des difficultés à sentir les différences, interrompez le test et faites une brève pause. Détendez-vous et pensez à autre chose, puis recommencez ; essayez de rester aussi relâché que possible. D'autres situations positives ou négatives dont vous souhaiteriez tester le caractère stressant par cette méthode vous viennent à l'esprit ? N'hésitez pas à pratiquer, afin d'améliorer votre capacité de perception des différents facteurs de stress. Le test du pendule intérieur ne se prête pas à

La différence dans les mouvements d'oscillation, permet d'identifier les facteurs de stress

une seule interprétation, comme le test musculaire d'ailleurs. Il s'agit en fait, tout simplement, de percevoir la différence de réaction face à des pensées et des sentiments positifs ou négatifs. La différence vous indique ce qui vous stresse et ce qui ne vous stresse pas.

■ Nous avons vu les deux principaux instruments grâce auxquels vous pourrez tester chez vous la tension liée au stress dans les trois domaines de la santé (structure, métabolisme et psychisme). Vous trouverez des informations complémentaires et des instructions détaillées à ce sujet dans les chapitres suivants. Vous trouverez également quelques exercices et recommandations sur la manière de réduire les facteurs de stress révélés par ces tests et de défaire les blocages de l'énergie, afin que vous puissiez exploiter au mieux votre potentiel personnel.

Limitez les tensions liées au stress

Remarque importante

Si vous constatez lors du test musculaire ou du test du pendule intérieur que vous ne parvenez pas à réduire votre stress grâce aux exercices décrits dans la suite, nous vous recommandons de contacter sans attendre un kinésiologue.

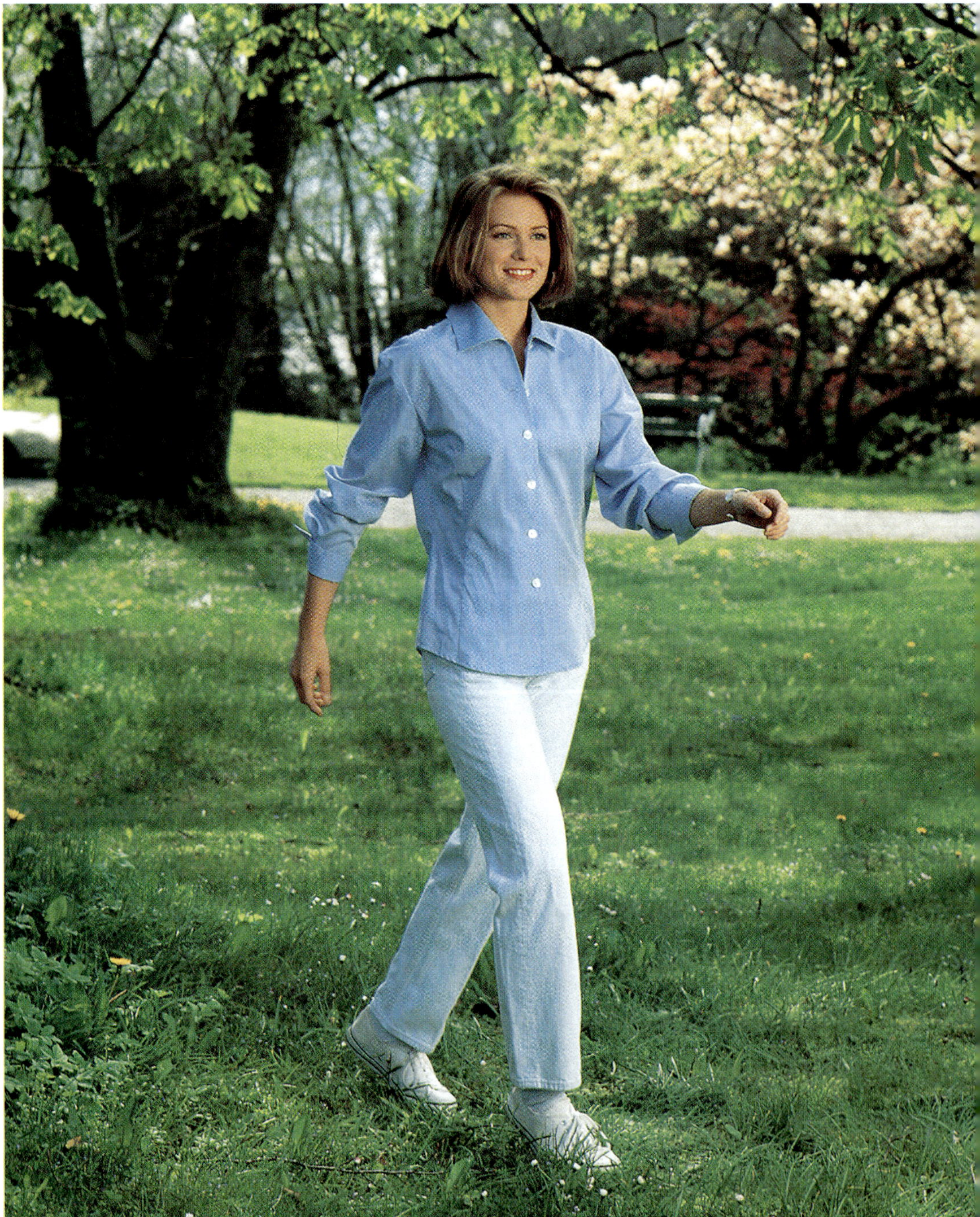

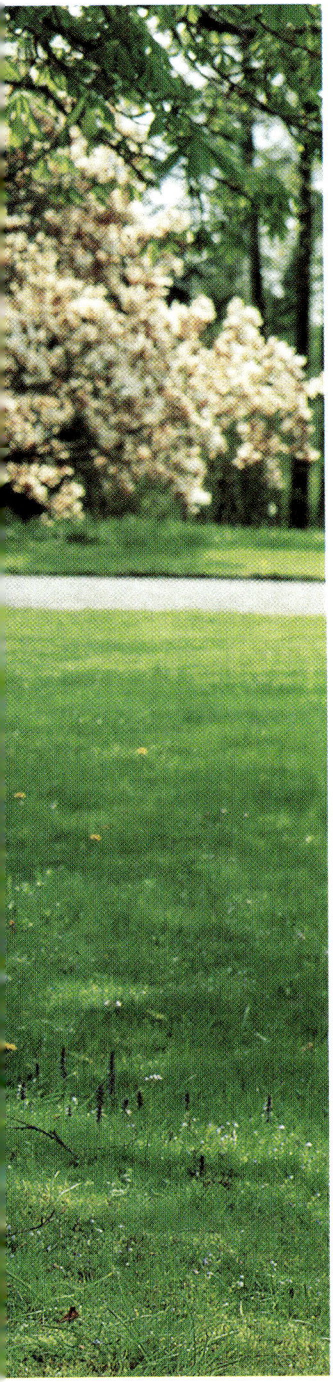

Le mouvement c'est la vie

Mal de dos, tensions et articulations douloureuses sont des troubles du domaine structurel. Le manque de mouvement, les mauvaises postures ainsi que le stress psychique se répercutent sur l'appareil locomoteur. Nos mouvements sont limités, notre vivacité réduite, mais des exercices appropriés peuvent nous aider à rétablir l'équilibre entre le corps et l'esprit.

Le domaine structurel

Action coordonnée de tous les domaines

La structure de l'être humain – son « enveloppe mobile », son appareil locomoteur – est constituée par les muscles, les tendons, les ligaments, les os et les articulations. C'est grâce à elle que nous pouvons nous mouvoir et nous tenir debout. C'est l'un des trois domaines de la triade de la santé qui ont tous une importance égale en kinésiologie. Leur action harmonieuse au sein de « l'unité fonctionnelle » que constitue l'être humain est capitale pour la santé et le bien-être physique et mental. Cette harmonie peut être perturbée par des facteurs de stress, et l'être humain perd alors son équilibre, ce qui se manifeste par des troubles de la santé. Lorsque l'appareil locomoteur est touché, cela peut se traduire par un mal de dos, des tensions dans la région de la nuque et des épaules, ou encore par des céphalées par tension psychique.

Des maux que nous connaissons tous

De plus en plus de gens souffrent de mal de dos, de tensions dans la nuque et de maux de tête. Nous voulons nous relaxer physiquement, mais ne pouvons parvenir à cet état par la volonté. Aussi détendu que l'on puisse être, cela ne marche pas : nous souffrons des conséquences d'une tension constante qui résulte du stress permanent (page 12). Comme nous l'avons vu, sous l'effet du stress toutes les forces du corps sont mobilisées dans les muscles pour la fuite ou pour la lutte. Comme nous ne pouvons lutter avec l'examinateur ni corriger notre patron, quitter la salle d'examen ni démissionner, nous n'avons aucune possibilité de passer de l'état de tension à celui de détente et nous restons tendus et nous le sommes encore lorsque le facteur de stress suivant agit sur nous – c'est un véritable cercle vicieux.

Les conséquences d'une tension permanente

Les symptomatologies caractéristiques du domaine structurel sont donc très souvent, non pas d'origine organique, mais plutôt liées au stress. Elles résultent toutefois, également souvent, d'une tension physique permanente néfaste pour l'appareil locomoteur. La grâce, l'élégance et le naturel avec lesquels les peuples primitifs évoluent nous montrent crûment nos propres déficits, nous qui sommes « dégénérés par la civilisation ». Parce que nous sommes constamment tendus, nous marchons d'une manière légèrement courbée. La marche debout nous demande vraiment beaucoup d'efforts car l'équilibre de notre appareil locomoteur est rompu.

Tension physique néfaste

Le langage des maux

Les troubles du domaine structurel influencent, donc, notre attitude et notre motricité. Nous sommes limités, et nous percevons cette limitation tout d'abord sur le plan physique. En kinésiologie, on part toujours du principe que les maux, quelle que soit la partie de la triade dans laquelle ils se manifestent, ont un langage propre, et, en parvenant à interpréter correctement ce langage, on progresse vers la résolution du problème ainsi mis en évidence.

Une bonne « lecture » des maux

Exemple : vous avez le cou raide et vous ne pouvez plus tourner la tête ; votre musculature est si tendue qu'elle en est douloureuse. La première pensée est que vous ayez pris froid, mais si ce n'est pas le cas, il faut vous interroger sur le facteur de stress de votre vie actuelle qui a pu provoquer cette tension douloureuse.

Un exemple

Ce faisant, n'oubliez pas que dans l'entité que forme l'être humain, des troubles du domaine structurel peuvent être une indication d'attitudes négatives au niveau psychique, autrement dit sur le plan de votre démarche mentale, de vos sentiments et de vos convictions. Peut-être est-ce la peur qui se retrouve dans votre nuque (peur de ne pas venir à bout d'un travail ou peur d'échouer). Le langage du corps peut donc nous renvoyer à un problème dans notre vie. Le fait d'en prendre conscience nous permet de mettre tout en œuvre pour le résoudre. Nos petits maux n'ont pas d'autre sens.

■ Ainsi, en observant plus attentivement les signaux du corps dans le domaine structurel, il se peut que nous en apprenions plus sur la cause de nos maux. Comme le montre l'exemple ci-dessus, ceux-ci pourraient avoir leur origine dans l'un des deux autres domaines de la triade. Cela est possible, car le domaine structurel constitue, au sein de l'entité de l'être humain, un miroir du métabolisme et du psychisme : si nous sommes oppressés (psychisme), nous marchons courbés (structure) et si nous sommes sûrs de nous (psychisme), nous marchons droit et la tête haute (structure). Les troubles de la digestion (métabolisme), qui peuvent se manifester par des crampes d'estomac,

La structure, miroir du métabolisme et du psychisme

nous font prendre une attitude contractée de compensation (structure).

Troubles physiques d'origine psychique

La liste indicative ci-dessous et destinée à vous aider à comprendre la cause de certains troubles structurels. Tous les exemples cités ont des causes d'origine psychique :

- Douleurs dans la région du pied ou de la jambe : comment m'avancer dans mon travail ? quelle position prendre par rapport à la situation ? Certaines expressions, comme « marcher sur des œufs » ou « ne pas savoir sur quel pied danser » peuvent également être révélatrices. Il se peut que vous employiez des expressions de ce type pour décrire votre attitude ou votre sentiment par rapport un événement donné. Observez la manière dont vous vous exprimez, cela peut vous donner des indications.

Cherchez à retrouver votre cas personnel

- Problèmes à la colonne vertébrale : je traîne peut–être trop de « casseroles » derrière moi ? Je courbe peut-être trop l'échine ? Mes responsabilités sont peut-être trop lourdes pour moi ?
- Douleurs aux bras et aux mains : comment dois-je m'y prendre ? est-ce que je dois tenir bon ou lâcher prise ?
- Douleurs dans la région de la nuque et des épaules : pourquoi suisje tendu ? qu'est-ce qui peut bien autant m'accabler ?

Que signifient vos troubles ?

Des douleurs ou des tensions dans la région de la nuque et des épaules peuvent être des signaux de stress de votre corps. Si vous souffrez de troubles au niveau de la structure, réfléchissez, en vous inspirant de cette liste, à ce qu'ils pourraient signifier. Si vous avez des problèmes dans la région du dos, vous avez peut-être effectivement la sensation de traîner trop de choses derrière vous. Cette « charge » vient du domaine familial ou professionnel, ou peut-être des deux. Vous laissez-vous imposer trop de contraintes dans un domaine particulier ? Cette pression résulte-t-elle d'événements concrets, comme un changement d'emploi, ou avez-vous décidé en votre for intérieur qu'il fallait contenter tout le monde ? (Dans le chapitre « Domaine psychique », vous trouverez des propositions sur la manière de mieux gérer ce type de contraintes psychiques, page 84).

Déséquilibre de l'appareil locomoteur

La musculature constitue une entité

En kinésiologie, l'idée d'unité concerne non seulement la triade de la santé, mais aussi le sous-domaine musculaire : les muscles du corps constituent en effet une entité ; c'est pourquoi il suffit seulement d'une perturbation sur un muscle (par une surtension, par exemple) pour entraîner un déséquilibre de tout l'appareil sustentateur et locomoteur. Ceci peut s'illustrer par l'exemple d'une porte va-et-vient.
Deux ressorts de résistance égale (muscles) maintiennent une porte va-et-vient au repos (équilibre) dans le milieu (dessin de gauche). Ces ressorts permettent par ailleurs d'actionner la porte vers la gauche ou vers la droite. Si l'un d'eux (l'un des muscles) perd de sa résistance, la porte au repos n'est plus centrée : elle se « décale » dans la direction du ressort (muscle) encore intact (dessin de droite). Or, pour faire revenir les battants dans l'axe au point d'équilibre, il ne sert à rien d'agir sur le ressort intact comprimé, il faut au contraire retendre le ressort moins résistant ou le remplacer.

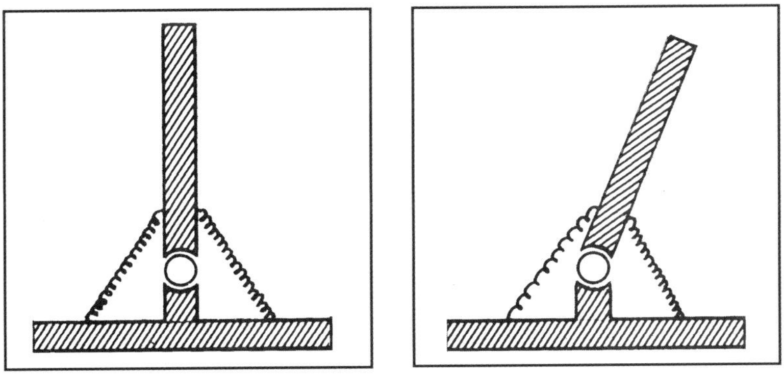

Une porte va-et-vient illustre l'action conjuguée d'une paire de muscles : muscles intacts (à gauche) = équilibre ; muscles affaiblis (à droite) = déséquilibre.

On peut transposer cet exemple au corps humain : supposons que la marionnette de la page suivante souffre de mal de dos, et que l'ensemble des muscles de la partie gauche soit « faible ». Cet ensemble correspond alors au ressort dont la tension s'est relâchée. L'ensemble musculaire droit, qui lui est opposé (ressort encore intact de la porte), devient trop fort : il se tend et devient douloureux en certains endroits. L'équilibre des ensembles musculaires est rompu et il en résulte une mauvaise posture : l'épaule gauche est surélevée, le bassin est bancal.

L'équilibre des ensembles musculaires est rompu.

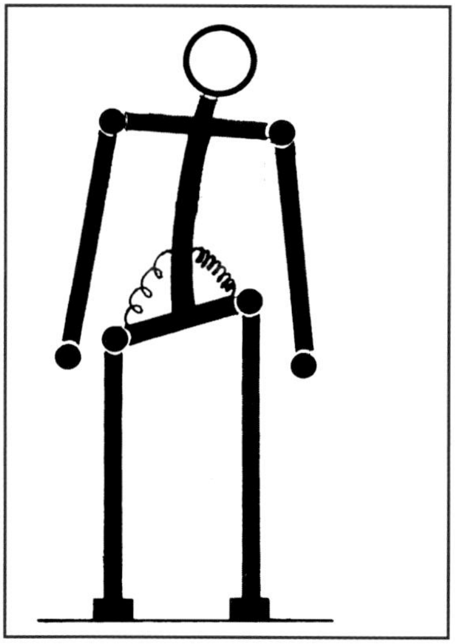

Déséquilibre dans l'appareil locomoteur par un muscle affaibli.

Si notre marionnette avait de fortes douleurs, ce serait un patient idéal pour un kinésiologue confirmé qui identifierait par différents tests musculaires les muscles « faibles » et les renforcerait par des techniques thérapeutiques spécifiques à la kinésiologie. Les ensembles musculaires de la marionnette retrouveraient l'équilibre, et les douleurs disparaîtraient alors progressivement.

Dans les pages suivantes, nous allons vous présenter quelques exercices simples de kinésiologie, qui vous permettront – avec ou sans thérapeute – de rétablir l'équilibre au sein de votre appareil locomoteur.

Équilibrage de l'appareil locomoteur

Nous l'avons vu, l'appareil locomoteur forme également une entité. Si on parvient à l'équilibrer, on agit par là même sur l'ensemble de ses muscles.

Mouvement croisé ou cross-crawl (intégration des deux hémisphères cérébraux)

Action globale

Le cross-crawl est un mouvement qui permet de rétablir l'équilibre de l'appareil locomoteur. Avec cet exercice (et certaines de ses variantes) on obtient un relâchement général du domaine structurel. Quelle que soit la région dans laquelle se manifestent vos troubles (dos, épaules, nuque ou tête), le cross-crawl est l'instrument approprié pour les combattre.

Les processus intervenant dans le cross-crawl

Le but du cross-crawl est d'activer simultanément les deux hémisphères cérébraux. Cela est obtenu par le mouvement antagoniste des bras et des jambes.

Répartition des tâches entre les hémisphères cérébraux

Depuis longtemps déjà, il a été démontré que l'hémisphère gauche commande les mouvements de la partie droite de notre corps et l'hémisphère droit, ceux de la partie gauche. On sait aussi que chez la plupart des gens, un hémisphère (le gauche, en général) est plus actif que l'autre (les droitiers sont majoritaires). Si l'on bouge simultanément la jambe gauche et le bras droit,

Alimentation uniforme en énergie

l'ensemble de la musculature des parties droite et gauche du corps, principalement la musculature de la colonne vertébrale, est uniformément alimenté en énergie. Le tonus de ces deux groupes musculaires reste donc fort, au sens kinésiologique du terme. Ils ne sont pas soumis à des tensions d'un seul côté, et peuvent ainsi conserver l'équilibre (porte va-et-vient, page 55).

On évite ainsi une contrainte unilatérale pouvant entraîner de douloureuses tensions (marionnette qui se tient mal, page 56).

La coordination (intégration) des deux hémisphères, activée par le cross-crawl, ne produit pas ses effets uniquement sur la musculature. En effet, les mouvements antagonistes du corps n'activent pas seulement les zones précises du cerveau qui commandent nos mouvements ; au contraire, toutes les zones des hémisphères droit et gauche sont stimulées. Chez la plupart des gens, l'hémisphère gauche correspond à la pensée analytique, logique, et l'hémisphère droit à la pensée synthétique et à la créativité. Donc, lorsque ces deux hémisphères collaborent, nous sommes en mesure d'exploiter l'ensemble de notre potentiel intellectuel (analytique et créatif), mais si au contraire les deux hémisphères ne sont pas intégrés (sous l'effet du stress, par exemple), nous ne disposons pas de l'ensemble de nos capacités intellectuelles.

Stimulation des capacités intellectuelles

Intégration des deux hémisphères cérébraux

■ Le cross-crawl nous permet de mieux exploiter notre potentiel – autant physique que mental et spirituel.

Cet exercice est indiqué si vous piétinez à cause d'un problème, ou si vous avez des difficultés à vous concentrer. Si ces difficultés de concentration ne sont pas provoquées par autre chose, il est fort probable que l'exercice vous livre l'idée de génie que vous attendiez.

Le cross-crawl simple

Exercice inspiré du mouvement naturel du corps

► Le cross-crawl simple suit le schéma de mouvement naturel du corps. Lorsque nous marchons, nous balançons alternativement la jambe droite et le bras gauche, puis la jambe gauche et le bras droit vers l'avant. Un bébé qui se développe normalement apprend automatiquement le cross-crawl pendant le « ramper », du fait qu'il déplace alors toujours les bras et les jambes de manière antagoniste vers l'avant.

Le cross-crawl n'est pas seulement un outil simple et efficace pour se défaire des tensions de l'appareil locomoteur ou les prévenir ; il permet aussi d'augmenter ses capacités intellectuelles.

Deux variantes

Vous pouvez pratiquer le cross-crawl simple suivant deux variantes : chez vous, en conservant les bras et jambes tendus, ou à l'extérieur (au cours d'une promenade, par exemple) en suivant un rythme ample, qui exagère le mouvement normal des bras et des jambes.

● Commencez par vous tenir droit et détendu. Ensuite, en allongeant et en relâchant tout à la fois, balancez simultanément le bras gauche et la jambe droite vers l'avant, puis revenez à la position de départ.

Immédiatement après, balancez

simultanément le bras droit et la jambe gauche vers l'avant, puis revenez à la position initiale. Ce mouvement ressemble au « pas militaire », à la différence que vous faites du surplace. Répétez ces mouvements au moins 20 fois en alternance.

Marche sur place

- En promenade, « balancez » (en opposition) les bras relâchés : c'est un mouvement simple, discret et praticable de tout temps en plein air. S'il est évidemment plus agréable d'évoluer en pleine nature, cet exercice peut aussi se pratiquer dans une zone piétonne. Vous pouvez tenter l'expérience à la pause de midi. Évitez de laisser les mains dans les poches de votre manteau ou de votre veste : les bras doivent suivre le mouvement. Pratiquez le cross-crawl trois à quatre fois par jour suivant vos disponibilités, à n'importe quelle heure. Le mieux est d'intégrer cet exercice de manière à rythmer votre journée : commencez le matin dès que vous vous levez ; vous pouvez ensuite répéter l'exercice au bureau ou chez vous durant la pause déjeuner ; recommencez une dernière fois en fin d'après-midi, avant de terminer votre travail.

Exercez-vous plusieurs fois par jour

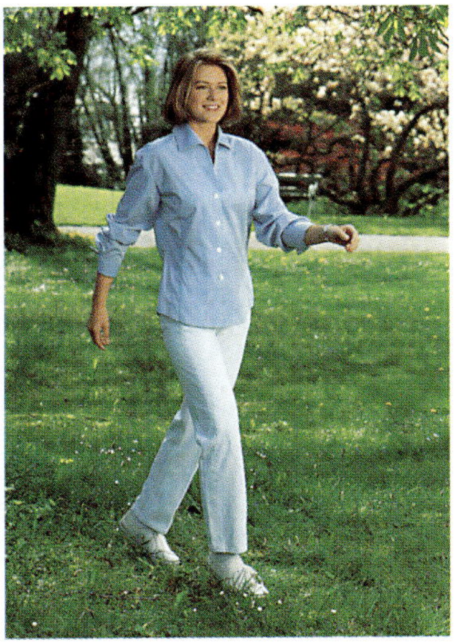

Le cross-crawl en promenade. Balancez les bras et les jambes en souplesse.

Si le cross-crawl vous pose problème

Mouvement sous l'influence du stress

Il est possible que la pratique du cross-crawl vous pose problème ; cela peut venir de ce que l'on est prisonnier du schéma de mouvement typique du stress. Sous l'effet de ce dernier nous avons, en effet, tendance à adopter un mode de déplacement homolatéral (d'un même côté). Nous mettons alors en mouvement la partie droite, puis gauche du corps : le bras gauche suit la jambe gauche et le bras droit la jambe droite. Cela prête à rire, car à l'état normal, lorsque nous ne sommes pas soumis au stress (lors d'une promenade détendue, par exemple), les mouvements de nos bras et de nos jambes sont antagonistes.

Ne vous forcez pas

Ne vous forcez pas à pratiquer le cross-crawl, si cela vous pèse et que vous avez le sentiment de devoir être extrêmement concentré pour y parvenir. Vous ne feriez alors qu'ajouter inutilement du stress au stress ; aidez-vous plutôt d'une astuce : fredonnez ou chantez pendant l'exercice. Laissez–vous aller selon l'humeur du moment – vous pouvez aussi bien chanter à tue-tête que fredonner dans votre barbe.

Le cross-crawl en fredonnant

Pratiquez le cross-crawl selon les instructions de la page 58. En même temps, vous pouvez chanter une chanson ou fredonner une mélodie, mais devez chanter vous-même, écoutez de la musique ne suffit pas.

Activation de processus inconscients

En fredonnant, vous activez la zone du cerveau chargée, entre autres, de coordonner les enchaînements de mouvement inconscients. Vous quittez ainsi un schéma de mouvement conditionné par le stress (homolatéral) pour revenir à un déplacement détendu et naturel : l'alliance du mouvement et de la musique n'est en fait rien d'autre que de la danse. Par cette « astuce », le corps réapprend à accepter le cross-crawl comme un exercice tout à fait normal.

Conseil

Prenez systématiquement l'habitude de chanter ou de fredonner en pratiquant le cross-crawl, vous atteindrez ainsi à coup sûr l'effet recherché.

Variantes du cross-crawl

► On peut aisément inventer des variantes au cross-crawl. Vous trouverez ci-après quelques propositions qui devraient toutes vous aider avec succès à rétablir l'équilibre du domaine structurel. Le nombre de mouvements est le même pour chaque variante, soit 20 à 30 balancements. Exercez-vous trois à quatre fois par jour.

- Tenez-vous droit et détendu. Montez la jambe droite pliée vers le corps, et balancez le bras gauche bien relâché vers l'avant. Revenez au repos, puis faites le mouvement inverse. Alternez les mouvements en marchant sur place.
- N'envoyez plus bras et jambes vers l'avant, mais sur le côté : balancez simultanément le bras droit tendu vers la droite et la jambe gauche tendue vers la gauche et inversement.

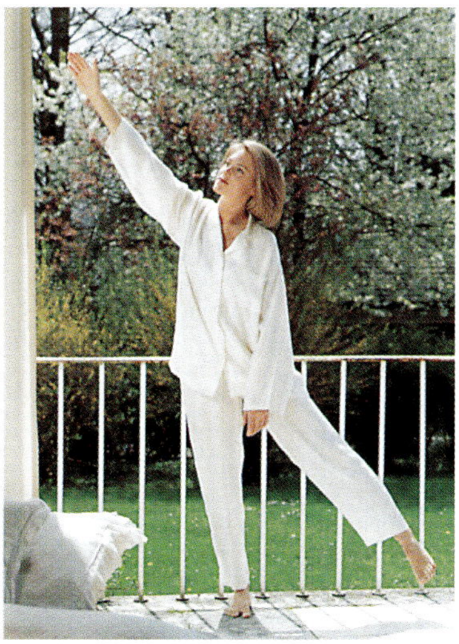

Balancez simultanément le bras droit vers la droite et la jambe gauche vers la gauche – puis l'inverse.

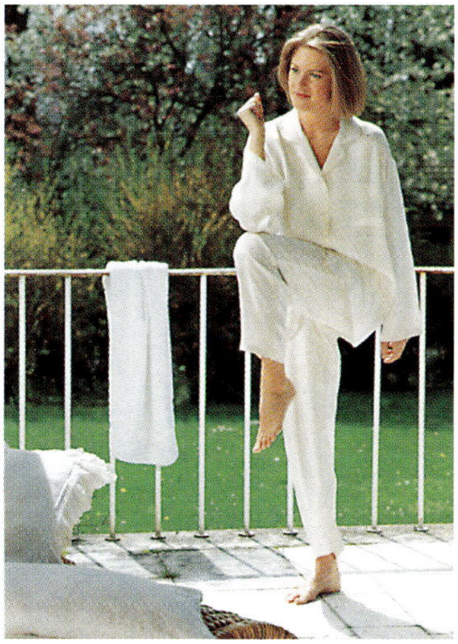

Montez alternativement le genou droit vers le coude gauche, puis le genou gauche vers le coude droit.

- Tenez-vous droit, puis amenez le coude droit sur le genou gauche, puis le coude gauche sur le genou droit, en pliant à chaque fois le bras et la jambe : le coude et le genou vont à la rencontre l'un de l'autre.

Cette variante est recommandée en cas de tension dans la région du bassin ou des reins.

- Cross-crawl assis : c'est un exercice que l'on peut effectuer en avion, au cours d'une réunion, ou même au bureau, pour se relaxer et se reconcentrer. Asseyez-vous le buste droit ; posez votre main droite, paume vers le bas, sur la cuisse droite, et votre main gauche sur votre cuisse gauche.

Pratique en cas de tensions dans la région du bassin

Posez maintenant alternativement le pied droit et gauche en

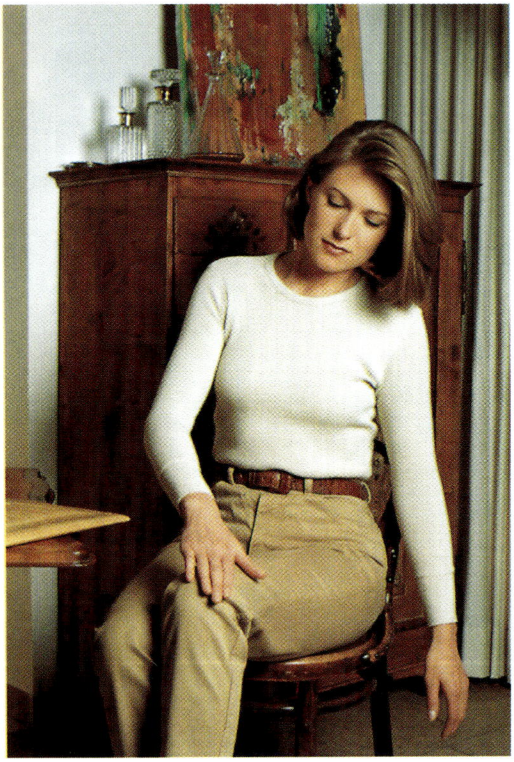

Cross-crawl en position assise : posez alternativement la main droite sur le genou gauche et la main gauche sur le genou droit. Relevez à chaque fois légèrement le genou.

touchant à chaque fois légèrement votre cuisse opposée (autrement dit cuisse droite/main gauche, cuisse gauche/main droite).

■ Avec le cross-crawl et ses variantes, vous disposez d'un outil simple et sûr pour soulager les troubles du domaine structurel ou les prévenir à long terme. Lorsque les groupes musculaires des parties droite et gauche du corps travaillent de manière uniforme, cela a également pour effet de soulager la colonne vertébrale. Le cross-crawl est donc une gymnastique simple pour cette partie du corps.

Choisissez la variante où vous vous sentez le mieux ; elle doit être facile à pratiquer et ne pas provoquer de douleurs. Vous pouvez vous exercer partout et à n'importe quelle heure, dès le matin au réveil, par exemple.

Remarque importante

Si vous souffrez de troubles de l'appareil locomoteur depuis assez longtemps, vous devez absolument consulter un thérapeute. Le cross-crawl peut en effet constituer un complément utile au traitement préconisé. Si vous veillez à ne pas faire de mouvement douloureux, vous ne pourrez absolument pas vous nuire. Exploitez prudemment l'amplitude de mouvement indolore, elle devrait s'amplifier progressivement, si vous pratiquez régulièrement.

Consultez un thérapeute

Possibilités du mouvement corporel

Vous pouvez rétablir l'équilibre de votre appareil locomoteur par le biais des mouvements de cross-crawl décrits, mais aussi tout simplement en étant plus actif que vous ne l'avez été jusqu'à maintenant. Non seulement l'activité corporelle renforce les fonctions organiques du corps, mais elle contribue aussi beaucoup à vous détendre sur le plan intellectuel et spirituel.

Vous êtes le seul à pouvoir déterminer le type d'activité corporelle vous convenant, mais il n'est pas obligatoirement nécessaire de pratiquer un sport : de longues promenades ou du jardinage peuvent très bien résoudre les dérèglements de votre appareil locomoteur. Quelle que soit l'activité choisie il convient de respecter certaines règles :

Respectez certaines règles

- Si vous n'êtes plus habitué à l'effort physique, ne soyez pas trop ambitieux dès le début : commencez doucement. Vous constaterez que vos capacités augmentent si vous pratiquez une activité régulièrement.
- Il est également important d'éviter tout orgueil ou tout désir de performances, car cela signifie un stress supplémentaire et réduit l'effet de l'activité corporelle.
- Ne faites pas de pauses trop longues entre vos activités. Si vous vous dépensez trois heures un jour et que vous ne faites rien le reste de la semaine, cela a plutôt des conséquences néfastes sur votre organisme. Le mieux est de pratiquer une activité pendant une demie heure environ au minimum, à raison de trois jours par semaine.

Ne cherchez pas à faire des performances

Les activités adaptées au sens kinésiologique sont les suivantes : saut à la corde, saut jambes écartées avec ciseaux des bras, course sur place, montée d'escaliers, gymnastique, jogging, ski de fond, aviron, marche, cyclisme, patinage et natation.

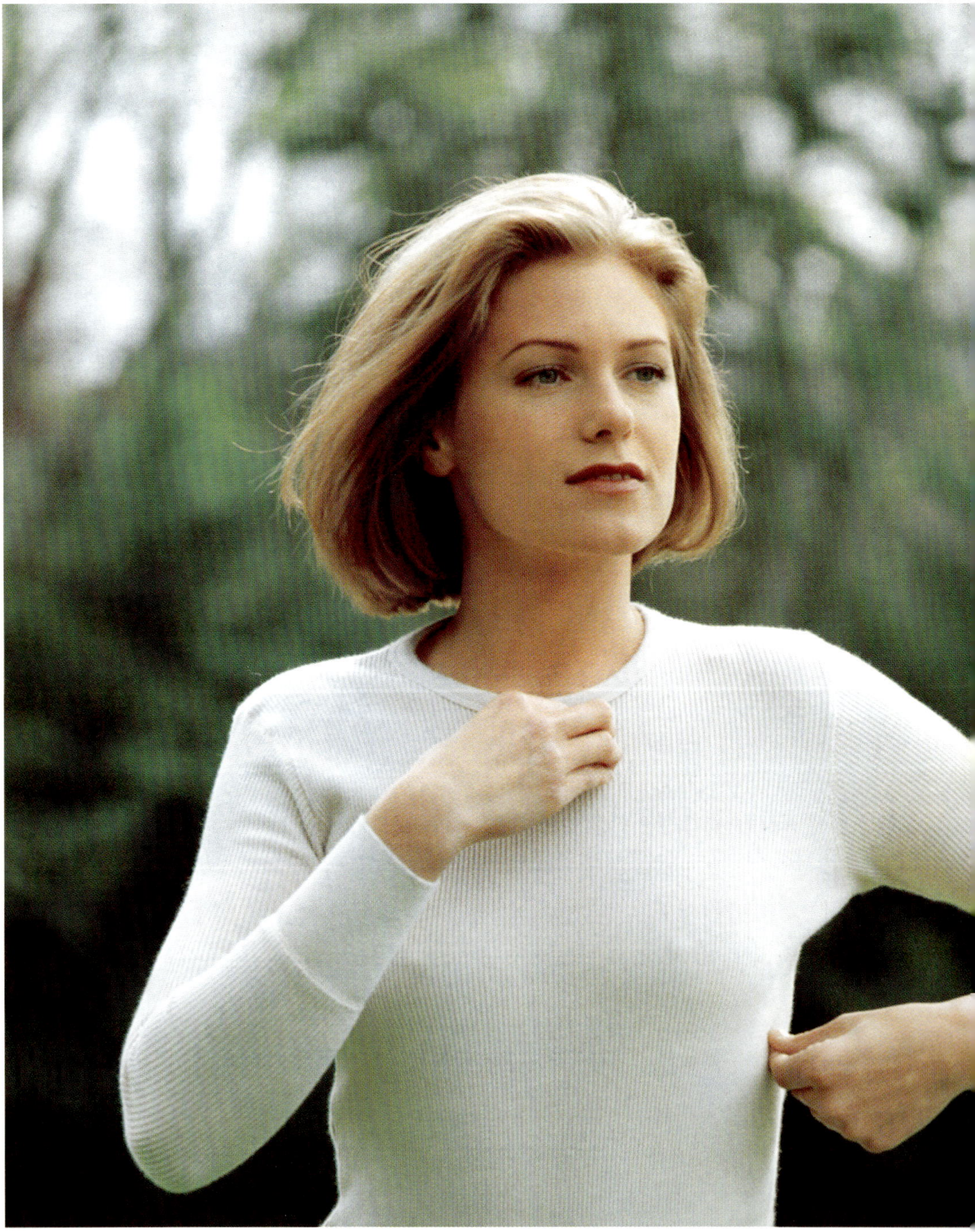

Manger pour se faire plaisir et pour bien s'alimenter

Les troubles de l'appareil locomoteur ne sont pas les seuls à stresser l'organisme : une mauvaise alimentation ou certains aliments indigestes constituent également un stress pour le corps. Le test musculaire permet de déterminer l'alimentation qui vous convient le mieux et qui vous fournit le plus d'énergie vitale.

Le domaine du métabolisme

Transformation des aliments

Le métabolisme désigne les processus qui se déroulent à l'intérieur du corps, et plus précisément la transformation et l'élimination des aliments. Ce domaine est (avec la structure et le psychisme) l'un des piliers de notre santé ; ainsi, lorsque l'équilibre de ces processus est troublé par un facteur de stress, cela peut se traduire par des troubles digestifs. L'harmonie de la triade est alors rompue et l'on ne se sent pas bien.

Une mauvaise alimentation diminue notre énergie vitale

La qualité et la quantité de notre alimentation sont déterminantes pour notre bien-être et notre santé, mais ce n'est pas tout : par un choix rationnel des aliments, nous pouvons influer sur le niveau d'énergie dans notre corps.

Dans la diététique classique, les aliments sont principalement évalués selon deux critères : d'une part, suivant leur valeur nutritive (calories) et d'autre part, suivant les éléments qu'ils fournissent (vitamines, sels minéraux, protides, lipides et glucides).

L'alimentation vue sous l'angle de la kinésiologie

En kinésiologie, ces deux critères sont complétés par un troisième : une bonne alimentation ne se caractérise pas uniquement par la valeur nutritive des aliments et les différents éléments qu'ils nous apportent ; il est tout aussi important de savoir si elle fournit ou si elle coûte de l'énergie vitale au corps. C'est précisément ce que le test musculaire permet de vérifier. Les différents aliments sont testés suivant un schéma précis et l'on constate que toutes les personnes testées ne réagissent pas de manière uniforme aux mêmes aliments (prenons comme exemple la carotte crue) : le tonus du muscle indicateur peut être faible pour une personne et fort pour une autre. Un tonus faible est synonyme de réduction du niveau d'énergie vitale.

Chaque individu réagit différemment

La carotte constitue – à cet instant précis tout au moins – un facteur de stress pour la personne testée.

Alors que la diététique classique recommande sans réserve ce légume cru comme étant un aliment sain, cela n'est pas aussi net dans la diététique propre à la kinésiologie. Vous pouvez, grâce au test musculaire, établir un « régime » adapté à votre disposition physique et morale du moment. L'avantage est évident : vous évitez ainsi les aliments qui peuvent constituer des facteurs de stress dans une phase donnée, et vous recevez l'énergie vitale requise.

Définissez votre « régime » personnel

■ En kinésiologie, l'alimentation revêt une importance toute particulière. Cela tient en partie à l'évaluation énergétique des aliments évoquée précédemment, mais aussi au fait que l'on a constaté, au cours de l'exercice thérapeutique, combien une mauvaise alimentation (par son action de réduction de l'énergie vitale) pouvait entraîner un déséquilibre au sein du métabolisme, et partant, au sein des deux autres domaines de la triade de la santé – structure et psychisme.

Pour le bon déroulement du métabolisme et l'harmonie au sein de la triade, une alimentation appropriée est déterminante. En effet, les aliments que vous ne supportez pas peuvent entraîner un déséquilibre du métabolisme. Ils constituent un stress pour votre corps, qui peut alors réagir par des troubles digestifs.

Quelle alimentation affaiblit l'organisme ?

Pour trouver les aliments qui vous sont bénéfiques et ceux qui ne le sont pas, faites le test musculaire. Le résultat vous indiquera si un aliment particulier vous stresse à un moment donné et s'il réduit votre énergie vitale. Vous saurez alors ce que vous devez rayer momentanément de vos menus. Pour aider votre corps à rétablir son équilibre métabolique, vous pouvez également faire les exercices de kinésiologie décrits dans ce chapitre.

Bases d'un bon métabolisme

L'organisme a besoin d'un bon « carburant »

Pour se représenter les processus du métabolisme on peut s'imaginer que l'organisme est un moteur, qui, pour tourner et produire de l'énergie, a besoin de carburant, et pour le corps, le carburant c'est l'alimentation. Si on donne un carburant inapproprié à son moteur, il ne tourne plus. De même, il est nuisible pour l'organisme d'absorber régulièrement de mauvais aliments, car pour bien fonctionner, il lui faut le carburant approprié.

Pour se maintenir, notre corps a donc, lui aussi, besoin de certaines substances qu'il extrait lors du cycle de transformation de l'alimentation appelé métabolisme : l'aliment est alors transformé dans l'organisme et dissocié en éléments essentiels à la vie, parmi lesquels figurent protides, lipides, glucides, vitamines, oligo-éléments et sels minéraux. Les étapes indispensables pour le bon déroulement du métabolisme sont l'absorption, la transformation et l'élimination de ces éléments.

Conseil

Vous pouvez influer sur votre métabolisme, non seulement par l'alimentation, mais aussi par l'activité physique, car si l'exercice active le métabolisme, l'inaction le ralentit. Aérez-vous plus souvent, et n'oubliez pas que le chemin le plus court pour être en bonne santé, c'est le mouvement !

Pourquoi prendre moins soin de son organisme que de sa voiture ? Pensez par conséquent à choisir le bon « carburant » pour votre corps. Une alimentation de qualité élevée sur le plan énergétique et nutritionnel peut vous aider à conserver la santé et la forme. N'ayez crainte, il n'est pas question de renoncer à se faire plaisir : l'important, comme nous allons le voir, c'est la quantité.

En bonne santé, par une alimentation de qualité élevée

Déséquilibre du métabolisme

Un déséquilibre peut aisément s'instaurer dans le métabolisme, et c'est ce qui arrive à coup sûr si l'on fait constamment des « écarts » et que l'on avale des sucreries pour que la vie soit plus « douce », ou que l'on comble le déficit énergétique par des cafés à répétition ou que l'on évacue les frustrations avec un bon verre d'alcool.

Nous sommes trop souvent assis et ne bougeons pas assez. Résultat, nous souffrons de troubles de la digestion (lourdeurs, aigreurs, ballonnements, constipation, diarrhée) et d'une fatigue chronique (manque d'énergie vitale) contre lesquels on ne peut apparemment rien. Notre métabolisme est désorienté et, partant, l'harmonie au sein de la triade est rompue.

Suites des troubles du métabolisme

Un exemple

Exemple : prenons le cas d'une journée où nous sommes sous pression. Le stress psychique (émotionnel) est très fort, on compense alors par des pâtisseries (sucre et farine blanche diminuent chez la plupart des gens l'énergie vitale, ce que l'on peut constater par le test musculaire), on boit sans arrêt du café, et on mange des sucreries pour couper sa faim. Sans trop savoir pourquoi, on est soudain de mauvaise humeur (psychisme). On a parfois des lourdeurs d'estomac (problème digestif suite à un trouble du métabolisme) et on change alors également de posture (structure). Pour que rien ne manque au tableau, il arrive aussi que l'on souffre de constipation le jour suivant (métabolisme), mais les pâtisseries et les sucreries ne sont pas les seules responsables. C'est bien vous qui avez fait déborder le « vase» du stress : l'action simultanée d'un trop grand nombre de facteurs de stress (stress émotionnel et mauvais comportement alimentaire) a rompu l'équilibre au sein de la triade.

Notre alimentation peut donc créer un déséquilibre, non seulement au niveau du métabolisme, mais aussi à celui de l'individu dans son ensemble (triade). Il est donc important que nous fassions très attention à ce que nous mangeons.

L'alimentation influence l'individu dans son ensemble

L'alimentation vue dans le contexte de la kinésiologie

Comme nous l'avons vu, la kinésiologie attache à l'alimentation une autre valeur que celle que lui accorde la diététique classique. Alors que cette dernière s'intéresse plus aux éléments constitutifs et à la valeur nutritive des aliments, la kinésiologie évalue ce que nous mangeons sous un angle énergétique. La valeur de l'aliment dépend essentiellement de la quantité d'énergie vitale (ce qui ne veut pas dire calories !) qu'elle nous fournit.

Combien d'énergie l'alimentation fournit-elle ?

L'aliment peut ainsi augmenter ou réduire notre énergie vitale. Sous cet aspect énergétique, on peut distinguer trois grands groupes :

Pourvoyeurs d'énergie

● « Aliments vitaux »
Substances qui fournissent de l'énergie au corps, comme les fruits, les légumes ou la salade crue (ou très légèrement cuite), le müesli préparé à partir de produits frais, les germes, le lait cru ou les produits au lait fermenté (yaourt, séré, fromages et beurre).

● « Aliments nutritifs »

Substances neutres du point de vue énergétique

Substances neutres du point de vue énergétique, autrement dit, qui ne demandent pas d'énergie supplémentaire à l'organisme pour leur digestion. Ces produits fournissent des substances importantes (protides, glucides) pour le métabolisme, mais ne sont pas très efficaces du point de vue énergétique. Exemple : produits cuits aux céréales complètes, légumes cuits, viandes ou poissons cuits.

« Dissipateurs d'énergie »

● « Aliments-plaisir »
Substances qui demandent de l'énergie à l'organisme pour leur digestion. Les aliments-plaisir, ou denrées d'agrément, comprennent notamment tous les types de sucre raffiné (sucre blanc, brun, lactose, fructose et sucre de raisin), les produits à base de farine blanche, le café, le thé noir, le chocolat et l'alcool. Le lait frais (cru, bouilli ou pasteurisé) est aussi une denrée d'agrément. Le lait peut être un facteur de stress car il est difficile à digérer pour certaines personnes. Attention : le lait de vache est un aliment nutritif pour le veau, mais pour le nourrisson, c'est, dans le meilleur des cas, un ersatz de lait maternel. Vous pouvez tester vous-même si votre organisme tolère bien le lait ou si ce dernier fait baisser votre énergie vitale (page 74).

Toutefois, il n'est nul besoin d'envoyer au diable les denrées-plaisir, car elles remplissent une fonction importante dans la palette alimentaire : elles nous procurent… du plaisir !

Le plein d'énergie vitale par une alimentation équilibrée

Des proportions appropriées

Une alimentation équilibrée et de haute qualité permet, non seulement, de se maintenir en bonne santé, mais aussi de relever le niveau d'énergie vitale dans l'organisme et d'avoir ainsi plus d'énergie au quotidien.

Nous souhaiterions maintenant vous faire quelques recommandations pratiques sur la manière de se nourrir au mieux, au sens kinésiologique. Cela suppose naturellement que vous utilisiez le test musculaire pour déterminer les aliments qui vous conviennent le mieux.

La composition idéale d'une alimentation équilibrée

Au sens kinésiologique, une alimentation équilibrée comprend des substances des trois groupes précédemment décrits : aliments vitaux, aliments nutritifs et aliments-plaisir. Il est indispensable pour votre santé de combiner ces trois groupes dans votre alimentation quotidienne dans les proportions appropriées. L'idéal est de prendre essentiellement des aliments vitaux (au moins 30 % de la ration alimentaire quotidienne) et des aliments nutritifs en quantité suffisante (environ 60 % de la ration alimentaire quotidienne).

Nul besoin de supprimer les aliments-plaisir

Vous aurez déjà fait beaucoup pour votre métabolisme et votre énergie vitale. Vous n'avez pas besoin de renoncer aux aliments-plaisir, mais ils ne devraient toutefois pas dépasser 10 % de la ration alimentaire quotidienne. Faites attention : 10 %, c'est vite atteint si vous calculez bien. En effet, un simple petit-déjeuner (pain, confiture et café) compte déjà pour beaucoup. À l'exception du beurre, il ne comprend que des aliments plaisir.

■ Les chiffres indiqués sont de simples valeurs indicatives qui peuvent vous aider, lentement mais sûrement, à donner une orientation plus saine à votre alimentation.

Commencez par privilégier les aliments solides (crudités, par exemple) par rapport aux aliments liquides (jus de légumes, par exemple).

L'important, c'est aussi ce que vous buvez

L'eau est la meilleure des boissons

L'important pour votre métabolisme n'est pas seulement ce que vous mangez, mais aussi ce que vous buvez. Les jus de fruits, le thé, le café, l'alcool et le lait sont certes, tous des liquides, mais ils ne remplacent pas l'eau indispensable à la vie. L'eau est un bon conducteur de l'énergie électrique qui circule dans les méridiens. Par ailleurs, le système lymphatique, qui est le « service de nettoiement » de notre organisme, ne peut travailler correctement sans elle. De plus, ce dernier est composé à 70 % d'eau, dont les réserves doivent sans cesse être renouvelées, ce qui est particulièrement important lorsque la consommation de boissons est augmentée sous l'effet du stress. Dans ce cas, il faut dépasser les deux litres quotidiens recommandés en temps normal (de l'eau minérale de préférence, mais en aucun cas de l'eau distillée !). Si cela vous pose problème, vous pouvez satisfaire vos besoins hydriques par des aliments contenant beaucoup d'eau (fruits et légumes). Vous pouvez, dans un premier temps, observer comment vous vous sentez après avoir bu différentes quantités d'eau. Cela vous aidera éventuellement à trouver la quantité d'eau à absorber quotidiennement.

De l'usage raisonné des aliments-plaisir

Pour la kinésiologie, il est possible de se nourrir sainement et de s'autoriser quelques aliments pour le plaisir, sans que l'équilibre du métabolisme soit automatiquement rompu. La réaction au sucre d'un individu est généralement un tonus faible lors du test musculaire, car son assimilation coûte de l'énergie vitale à l'organisme. Si notre alimentation est correcte dans l'ensemble, nous avons alors assez d'énergie pour transformer cette denrée-plaisir sans perte d'énergie, et l'équilibre de notre métabolisme n'est pas perturbé. En d'autres

Usez de tout, mais n'abusez de rien

termes : on peut se faire plaisir, à condition de ne pas exagérer.

Les kinésiologues ont des avis partagés concernant les denrées-plaisir sur le plan thérapeutique. Leurs avis diffèrent sur la valeur à accorder à ces denrées dans l'alimentation. Si certains conseillent à leurs patients de renoncer complètement au sucre et/ou au café, d'autres ont une attitude moins stricte. Si vous ne savez pas trop quoi faire à ce propos, les propositions suivantes pourront vous aider à considérer les aliments-plaisir d'une manière originale.

Savourez différemment

Faites le point sur vos habitudes

Réfléchissez à l'importance que les aliments-plaisir occupent dans votre alimentation quotidienne. Savourez-vous réellement un verre de vin, un morceau de chocolat ou une tasse de thé ? En consommez-vous rarement, ou est-ce devenu une habitude pour vous ? Ces denrées font-elles partie de votre menu quotidien comme le pain ? Si c'est le cas, le temps est venu de changer. L'excès de denrées-plaisir réduit constamment l'énergie vitale disponible.

Essayez de changer de comportement : lorsque vous boirez votre prochaine tasse de café, « dégustez » uniquement la quantité qui vous plaît réellement, car le plus souvent, on termine sa tasse uniquement par habitude et on en boit encore une également par habitude. Ce processus s'applique à tous les aliments-plaisir. Si vous suivez rigoureusement cet « art de la dégustation », vous réduirez avec certitude la quantité de denrées-plaisir ingérée, sans avoir le sentiment de vous priver.

Est-ce que vous savourez vraiment ?

Plaisir ou envie compulsive ?

Nous avons tous certains jours une envie irrépressible de dévorer tel ou tel aliment.

Conseil

Le soir, avant d'attraper des chips, des chocolats ou une bouteille d'alcool en regardant la télévision ou en lisant le journal, réfléchissez si vous n'avez pas en fait envie de tout autre chose que de compenser en mangeant ou en buvant. Peut-être qu'un peu d'exercice (promenade nocturne) vous ferait du bien, ou quelques « câlins » ou bien encore un morceau de musique ? Sortez des sentiers battus et vous apprendrez à jouir de l'instant présent sans vous mettre à boire ni à manger.

On ne peut plus se retenir et l'on mange d'une traite toute une tablette de chocolat. De tels écarts peuvent aisément devenir des habitudes, et l'envie de manger du chocolat peut se transformer en « accoutumance », et la frontière entre dégustation et accoutumance est mince : dans le premier cas, on conserve son libre arbitre, mais dans le second, on ressent dans certaines situations la sensation de « besoin» par rapport à l'aliment concerné, et c'est comme si l'on n'avait plus le choix. Lorsqu'une envie de ce type nous prend, on a plutôt tendance à penser qu'elle est plus due à l'état momentané de notre organisme (situation de stress externe ou même interne, notamment une hypoglycémie déclenchée par une erreur d'alimentation) qu'à la joie de la dégustation. Au lieu d'attraper une barre de chocolat, il vaudrait mieux prendre un fruit (sucre sous sa forme naturelle) pour résister à la tentation de sucré.

Plaisir ou accoutumance ?

Le stress incite à grignoter

Finalement, le stress est à l'origine de tout comportement compulsif. Souvent, ce dernier perdure par lui-même et, même sans stress, nous pensons alors avoir besoin d'un aliment donné.

Le test musculaire dans le domaine du métabolisme

Vous pouvez utiliser le test musculaire pour déterminer la tolérance de votre corps à certains aliments sur le plan métabolique. Vous pourrez ainsi savoir si tel ou tel produit est un facteur de stress, et déterminer également les aliments qui réduisent ou renforcent votre énergie vitale. Vous n'avez pas besoin cependant de tester tout ce que vous mangez : utilisez le test musculaire seulement dans les cas où vous n'êtes pas certain qu'un aliment précis vous convienne.

Déterminez votre « stress alimentaire»

Exemple : vous avez bu un verre de lait de vache et vous ne vous sentez pas très bien, mais vous ne savez pas si votre indisposition provient du lait ou d'autre chose. Il faut savoir que pour transformer le lait, notre corps a besoin d'une certaine enzyme qui n'est fabriquée par l'organisme que de l'enfance à la puberté, approximativement (les enzymes sont des substances chimiques que notre organisme peut produire lui-même en partie, les autres devant lui être fournies. Elles ont un rôle important dans le processus de transformation des ali-

Un exemple

ments : elles convertissent les molécules complexes en molécules plus simples afin de les rendre assimilables par l'organisme). Cette enzyme est fabriquée ensuite uniquement à condition que vous buviez régulièrement du lait.

Aussi, si vous supportez mal le lait, c'est que votre organisme ne peut plus produire cette enzyme en quantités suffisantes.

Le test musculaire éclaircit les choses

Le test musculaire vous permet de dissiper vos doutes et d'avoir une réponse claire : lorsque vous absorbez du lait, le tonus du deltoïde doit être faible – le lait est pour vous un facteur de stress, mais si au contraire la réponse du muscle est forte, c'est que votre indisposition a probablement une autre cause que le lait.

■ Si vous n'êtes pas sûr des aliments qui vous conviennent, le test musculaire peut vous aider :

Trouvez votre « régime »

il vous permet en effet de trouver les aliments qui stressent votre organisme, c'est-à-dire ceux dont l'assimilation lui coûte de l'énergie.

Il vous permet aussi de déterminer les aliments « neutres du point de vue énergétique », autrement dit, ceux dont l'assimilation n'exige aucune énergie. Et enfin, il vous permet de déterminer les substances qui vous donnent de l'énergie supplémentaire

Remarque importante

Vous devriez aussi tester les aliments « sains» si vous avez sans arrêt envie d'en manger, comme la carotte évoquée plus haut. Elle pourrait être un facteur de stress pour votre organisme, même si elle est généralement considérée comme un aliment sain et énergétique.

L'application du test musculaire dans le domaine du métabolisme n'a pas pour objet de tester chaque aliment pour connaître ses effets ! Au contraire, il doit vous aider à développer progressivement un certain sens des aliments susceptibles de renforcer votre énergie vitale.

Même les aliments « sains » peuvent être source de stress

Test des aliments nutritifs

Le test du pendule intérieur n'est pas adapté

► Ce test demande un(e) partenaire ; celui du pendule intérieur (page 47), qui se pratique seul, n'étant pas adapté ici.

Dans ce cas en effet, il y a un risque que le résultat du test soit influencé par vos désirs (Le pain blanc me fait du bien, car son goût est meilleur que celui du pain noir).

Vous pouvez tester les aliments à tout moment dans la journée ; à

cet effet, vous avez besoin environ d'un quart d'heure.
Vous souhaitez donc utiliser le test pour déterminer si un aliment particulier provoque chez vous un déséquilibre métabolique. Pour ce faire, il n'est pas nécessaire de manger l'aliment en question. En effet, en le prenant dans la bouche, le résultat est encore plus précis ; il suffit même de le tenir sur le nombril à même la peau, car le système énergétique du corps est particulièrement sensible à cet endroit.

Test sans facteur de stress

1 Dans un premier temps, votre partenaire teste votre deltoïde sans aliment.
Tenez-vous debout et tendez le bras gauche sur le côté à l'horizontale. Votre partenaire, qui est devant vous, pose sa main gauche sur votre épaule droite pour vous stabiliser et place sa main droite sur votre avant-bras gauche, à l'endroit situé juste derrière le poignet. Lorsqu'il exerce une poussée, essayez de conserver le bras dans la position décrite.
Si le tonus musculaire est faible, refaites le test sur l'autre bras. Si le résultat est toujours faible, demandez l'avis d'un thérapeute pratiquant la kinésiologie(page 42). Vous ne pouvez alors exploiter le test musculaire.
Nous supposerons que le résultat du test musculaire est un tonus fort dans l'un des bras.

Test avec facteur de stress

2 Faites maintenant intervenir l'aliment concerné : tenez-le dans la main droite (ou gauche) directement sur le nombril pendant que votre partenaire teste à nouveau votre bras tendu. Deux types de réactions peuvent se présenter :

- Le tonus musculaire est faible. L'aliment retire donc de l'énergie au corps, et dans ce sens, il n'est pas toléré par l'organisme. C'est un résultat que l'on obtient souvent avec le sucre ou le pain blanc.
- Le tonus musculaire est fort. L'aliment testé est toléré par l'organisme ; il n'entraîne pas de déséquilibre et n'est donc pas un facteur stressant pour votre métabolisme. C'est le type de résultat que l'on peut obtenir pour un aliment nutritif ou un aliment vital.

L'aliment fournit-il de l'énergie ?

L'aliment fournit-il de l'énergie ?

► Si le tonus musculaire est fort, vous pouvez poursuivre le test pour savoir si l'aliment testé est un « aliment vital » du point de vue kinésiologique. En tant que tel, il devrait vous fournir de l'énergie. Pour le vérifier, faites intervenir un facteur stressant.
Tout facteur de ce type vous coûte de l'énergie vitale. Si l'aliment

testé est bien un aliment vital, il doit fournir suffisamment d'énergie supplémentaire pour que votre corps puisse bien supporter le facteur stressant. Ce que l'on peut vérifier par le test musculaire.
Le facteur de stress que nous allons utiliser vous a été présenté précédemment ; il fait intervenir le méridien du vaisseau conception (page 27).

Action sur le vaisseau conception

1 L'aliment testé sur votre nombril a donné un tonus musculaire fort du deltoïde. Maintenez-le à cet endroit. Votre partenaire passe maintenant sa main du haut vers le bas (suivant la ligne imaginaire entre le menton et le pubis) le long du vaisseau conception – dans le sens contraire de la circulation de l'énergie dans ce méridien. (S'il passait sa main dans le sens de la circulation d'énergie, ce ne serait plus un facteur de stress pour vous !). Ce faisant, il ne doit pas vous toucher ; une distance de deux centimètres par rapport au méridien suffit.

Résultats possibles des tests

2 Immédiatement après, votre partenaire teste votre deltoïde, l'aliment étant toujours sur votre nombril. Avec le facteur de stress supplémentaire (passage de la main le long du vaisseau conception dans le sens contraire de la circulation de l'énergie), deux réactions sont possibles :

- Le tonus musculaire est fort, bien que votre corps soit soumis au stress. L'aliment apporte donc suffisamment d'énergie au corps pour qu'il lui soit possible de tolérer le stress supplémentaire qui aurait entraîné un déséquilibre s'il n'y avait pas eu d'aliment. Le test vous a permis d'identifier un véritable aliment vital du point de vue de la kinésiologie.
- Le tonus musculaire est faible avec le stress supplémentaire. Cela signifie que l'aliment est toléré par le corps, mais qu'il ne lui fournit pas d'énergie.

Il s'agit donc d'un aliment nutritif suivant la définition de la kinésiologie.

Récapitulatif des résultats de test possibles

Le test peut donner les résultats suivants :

Aliment plaisir, aliment vital ou aliment nutritif ?

- Deltoïde faible = aliment-plaisir
- Deltoïde fort = aliment nutritif ou aliment vital
- Deltoïde fort sans stress, et faible avec un facteur de stress supplémentaire = aliment nutritif
- Deltoïde fort sans stress, et fort avec un facteur de stress supplémentaire = aliment vital

Test des boissons

Si vous pensez ne pas bien tolérer un jus de fruits ou toute autre boisson, vous pouvez les tester. Dans ce cas, procédez de la même manière que précédemment pour l'aliment solide, à ceci près que vous garderez cette fois une gorgée de liquide dans la bouche pendant que votre partenaire procède au test.

1 Votre partenaire doit procéder dans un premier temps au test musculaire sans boisson, pour vérifier si votre deltoïde (droit ou gauche) est fort.

2 Prenez ensuite une gorgée de boisson et conservez-la dans la bouche une à deux secondes pendant que votre partenaire teste votre deltoïde.

Résultats de test possibles

- Si le tonus musculaire est faible, vous savez que la boisson est un facteur de stress et qu'elle diminue votre énergie vitale.
- Si le tonus musculaire est fort, vous pouvez considérer que votre organisme tolère bien cette boisson.

Selon le résultat obtenu, vous pouvez alors avaler (deltoïde fort) ou recracher (deltoïde faible) le liquide.

Que faire en cas d'incompatibilité alimentaire ?

Réaction faible du deltoïde sur plusieurs semaines

Après des tests répétés sur plusieurs jours, vous constatez que le deltoïde réagit à chaque fois par un tonus faible au même aliment. Si ce résultat est invariant à plusieurs semaines d'intervalle, cette réaction témoigne pour le kinésiologue d'une incompatibilité alimentaire.
Vous pouvez alors considérer que cet aliment réduit fondamentalement votre énergie vitale et qu'il constitue un facteur de stress. Que faire ?

Auto protection

► Vous rayez cet aliment pour quelques semaines de votre menu, et vous le testez à nouveau ensuite. Peut-être le supporterez-vous alors mieux, parce que vous êtes moins soumis au stress de manière générale. Si ce n'était pas le cas, vous devriez y renoncer définitivement, et dans ce cas, il est recommandé de consulter un thérapeute.

L'aide d'un thérapeute est recommandée

Une visite chez un médecin ou un kinésiologue s'impose également si le deltoïde est testé faible pour de nombreux aliments. Par certaines mesures thérapeutiques, ils pourront aider votre organisme à mieux tolérer les substances concernées.

Équilibrage du métabolisme

De manière générale, veillez à ce que votre alimentation soit de haute qualité en termes kinésiologiques : vous réduirez ainsi le risque de voir certains aliments entraîner régulièrement un déséquilibre de votre métabolisme. De manière préventive, ou si vous avez déjà constaté des troubles dans le domaine du métabolisme (sentiment de réplétion, d'aigreur, de ballonnement, diarrhée ou constipation), vous pouvez pratiquer les exercices présentés dans les pages qui suivent.

Votre disposition actuelle influence le résultat du test

Tous les résultats de test sont des instantanés de votre état physique et mental actuel. N'interprétez pas automatiquement comme une incompatibilité alimentaire le fait que le muscle teste faible pour certains aliments. Il se peut très bien que votre corps tolère un aliment précédemment non toléré ou inversement ; cela dépend de votre stress du moment. Lorsque vous êtes équilibré, vous supportez mieux le stress (et donc aussi un aliment ou une boisson en particulier) que lorsque l'équilibre de la triade – structure, métabolisme, psychisme – est déjà perturbé.

Remarque importante

Si vous souffrez de troubles du métabolisme sur une longue période, vous devez absolument consulter un thérapeute. Les exercices proposés ne remplacent pas la visite chez le médecin ! Ne pensez pas non plus qu'ils puissent rattraper des écarts alimentaires fréquents ou le manque d'exercice.

Tapotement des points d'acupuncture

Activation du flux d'énergie

► Les points d'acupuncture tapotés lors de cet exercice sont situés sur les méridiens et concernent très spécialement le métabolisme. Par le tapotement, vous activez la circulation de l'énergie dans le système des méridiens (page 26) et vous aidez votre corps à retrouver l'équilibre. Cet exercice facilite pour votre organisme l'assimilation de votre alimentation quotidienne : en relevant le niveau d'énergie, les aliments sont plus rapidement transformés dans le corps. L'exercice réduit ainsi la dépense d'énergie nécessaire à l'assimilation, quels que soient les aliments absorbés.

Tapotement rythmé

1 Tapotez en rythme (au son d'une valse, par exemple) avec les doigts de la main gauche sur le point d'acupuncture Rate-pancréas 21, situé sur le côté gauche (page 27). Simultanément, tapotez avec les doigts de la main droite les deux points d'acupuncture Reins 27, situés sous la clavicule (page 27). Tapotez des deux mains environ 50 fois de suite.

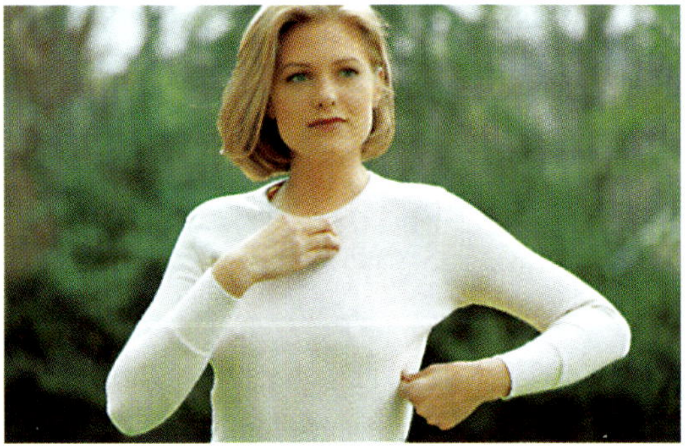

En cas de troubles du métabolisme : tapotez les points d'acupuncture des deux côtés du corps.

2 Ensuite, changez de main et tapotez avec les doigts de la main droite sur le point d'acupuncture Rate-pancréas 21, situé sur le côté droit (page 27). Simultanément, tapotez avec les doigts de la main gauche les deux points d'acupuncture Reins 27. Tapotez des deux mains environ 50 fois de suite.

Si vous souffrez actuellement de troubles digestifs, pratiquez cet exercice trois fois par jour. En mesure préventive, une seule fois par jour suffit, à n'importe quel moment de la journée.

S'aider soi-même en cas de constipation

La constipation est un signal de stress

► Une constipation prolongée est toujours un signal de stress, car le stress ralentit les processus du métabolisme dans le corps, et dans ce cas précis, l'élimination des aliments. Essayez donc de réduire le plus possible la tension résultant des facteurs de stress. Un changement d'alimentation (page 71) et de l'exercice peuvent vous aider à aller à la selle de manière plus régulière. En complément, vous pouvez aussi pratiquer l'exercice suivant : massez les zones réflexes, qui sont des zones de la peau reliées avec le gros intestin sur le plan énergétique ; vous stimulerez ainsi l'action de ce dernier.

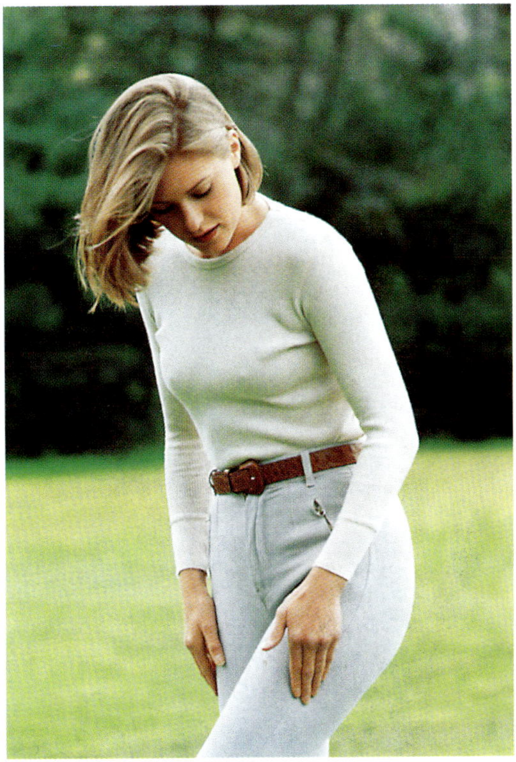

Sur le plan énergétique, les faces extérieures des cuisses sont reliées avec le gros intestin. Frottez principalement les zones sensibles à la pression.

Tenez-vous debout ou asseyez-vous sur une chaise. Frottez simultanément le long des faces extérieures des cuisses, en remontant depuis les genoux jusqu'aux articulations des hanches puis en redescendant (20 fois environ). Vous pouvez masser les doigts tendus ou avec les poings. Frottez surtout les zones sensibles à la pression jusqu'à ce que la sensibilité disparaisse (elle peut perdurer sur une période prolongée, mais cela ne doit pas vous inquiéter).
Vous pouvez pratiquer cet exercice deux à trois fois par jour, de préférence le matin.

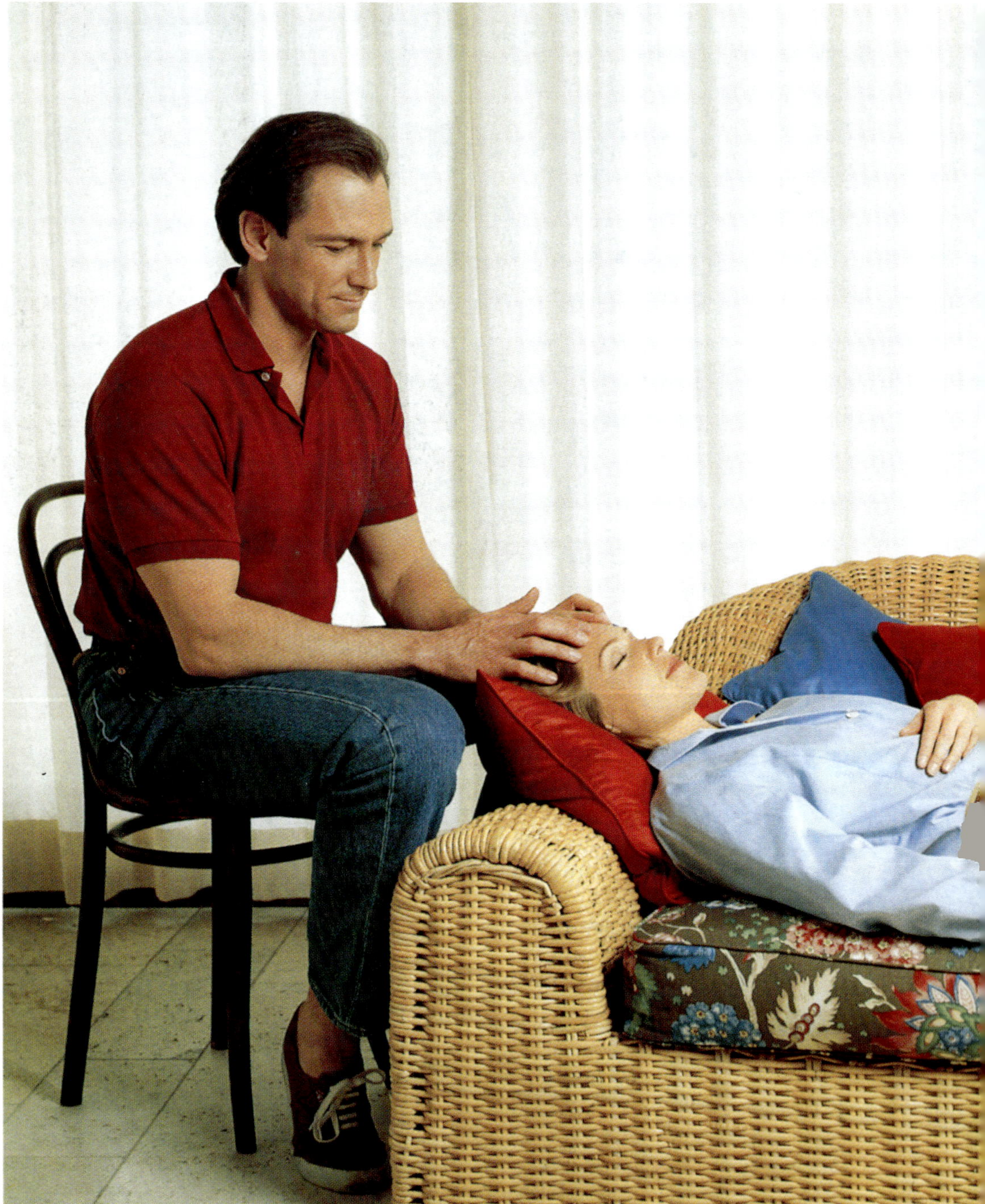

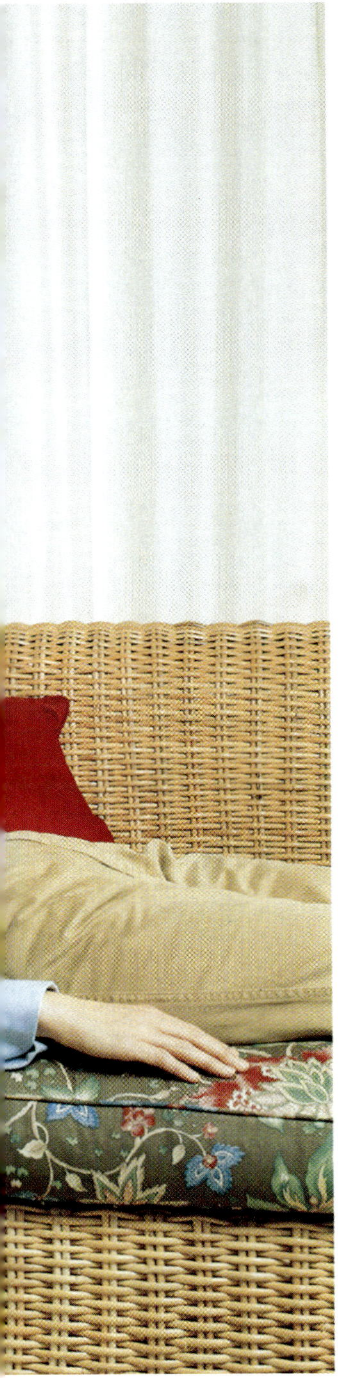

Penser et sentir de manière positive

Le chercheur et physiologiste Hans Selye a découvert que nos pensées et nos sentiments font partie des facteurs de stress les plus importants auxquels nous puissions être soumis. Ces pensées et sentiments chargés de stress peuvent être provoqués par des souvenirs, par la peur de l'avenir ou par la situation du moment. L'un des principaux buts de la kinésiologie est de parvenir à traiter efficacement ces tensions intérieures.

Le domaine psychique

Nous allons maintenant explorer le psychisme, troisième domaine de la triade qui regroupe tous les facteurs émotionnels ayant une influence sur la santé. Nous verrons dans ce chapitre comment éviter le stress émotionnel pour maintenir l'équilibre psychique – et par là même, celui de la triade dans son ensemble.

L'influence des pensées et des sentiments

Nos sentiments et nos pensées sont déterminés par notre passé

Nos pensées ainsi que nos convictions et nos sentiments ont une influence considérable sur notre bien-être physique et mental. Ces facteurs émotionnels qui influent sur la santé proviennent du passé récent ou ancien (enfance). Ce que nous avons vécu hier se répercute sur notre présent, et par ricochet sur nos pensées, nos sentiments et nos actions à venir. Souvent, le simple souvenir d'un événement (examen, consultation chez le dentiste) constitue un facteur de stress qui nous coûte inutilement de l'énergie vitale.
Comme nous l'avons vu, la kinésiologie considère l'être humain comme l'unité du corps et de l'esprit. Pour rester en bonne santé, nous devons donc non seulement nous occuper de notre corps, mais aussi de notre esprit. Nous devons être attentifs à ce qui se passe dans notre esprit, en d'autres termes à nos sentiments et à nos pensées. Si nous sommes en accord avec nous-même, nous nous sentons bien. Si nous sommes au contraire tourmentés par des peurs ou des sentiments négatifs comme la haine, l'envie ou la jalousie, nous nous sentons mal.

■ Ces sensations constituent des facteurs de stress considérables pour notre organisme. Elles créent un déséquilibre et troublent l'harmonie au sein de la triade de la santé, et à long terme, elles peuvent nous rendre malades. C'est pourquoi il est primordial de reconnaître le stress émotionnel et de s'en libérer à chaque fois.
Nous vous présenterons dans ce chapitre quelques exercices de kinésiologie susceptibles de vous aider à vous libérer du stress émotion-

nel. Utilisez dans un premier temps le test musculaire pour déterminer les pensées et les sentiments qui sont pour vous des facteurs de stress. Utilisez-le ensuite pour vérifier si les exercices ont été efficaces et s'ils ont effectivement conduit à une libération du stress.

Le stress lié aux vieux schémas de pensée

Le stress émotionnel lié à des événements désagréables

Les événements désagréables de notre passé influencent nos pensées, nos sentiments et nos actions dans le présent. Lorsque vous repensez à votre dernière visite chez le dentiste, vous avez peut-être immédiatement comme un sentiment de malaise ; même si cela est tout à fait inutile en ce moment précis, la simple pensée de la prochaine consultation vous cause généralement un stress émotionnel avec toutes les conséquences physiques et mentales négatives précédemment décrites (page 11).

- Comme nous avons peur d'aller chez le dentiste, nous repoussons toujours à plus tard la visite prévue de longue date, et lorsque nous nous sommes enfin décidés, nous traînons avec nous cette charge psychique inutile (ce stress dont on ne s'est pas libéré) dans le cabinet du dentiste. Résultat, nous supportons nettement moins bien le stress de l'instant, celui de la visite même.

Dans des situations comparables, les sentiments se répètent

- Si vous avez déjà mal vécu un examen, il est probable que vous transposiez les pensées et les sentiments liés à cette expérience à tous les événements semblables de votre vie : dans toutes les situations d'examen, vous serez assailli par le stress ! Durant l'épreuve elle-même, au stress lié à l'examen viendra s'ajouter celui qui résulte de votre peur devant cette situation désagréable. La probabilité que vous ne puissiez exploiter à plein vos capacités intellectuelles durant l'examen (blocage psychique, page 18) est d'autant plus grande.
- Ce qui suit ne vous est probablement pas inconnu : certaines personnes ont le don d'arriver toujours en retard, d'être toujours à découvert ou toujours au mauvais endroit au mauvais moment : leur vie est un véritable enfer. On peut se demander pourquoi ce type de personnes est toujours aussi malchanceux ou pourquoi elle est toujours aussi en retard. L'explication est simple : il est possible que ce schéma

Comportements figés

de comportement se soit instauré dans l'enfance ou l'adolescence et qu'il se soit inscrit dans le psychisme à l'occasion d'une situation de stress. Dans des situations de stress comparables de l'instant présent, dans lesquelles nous recourons comme l'on sait aux schémas « éprouvés », le même type de comportement se répète alors automatiquement (page 19).

Libération de l'ancien stress

■ Pour trouver la force de procéder à des modifications positives, nous devons tout d'abord éliminer le stress qui s'est instauré par le passé et qui s'est gravé en nous. Ainsi, il ne peut plus se déclencher automatiquement lorsqu'une situation comparable se présente. Ce qui nous laisse plus de liberté pour agir autrement dans une situation de ce type.

Savoir reconnaître le stress émotionnel

Vous avez peut-être souvent « simplement » mal aux reins ou fréquemment mal à la tête ? et vous vous demandez quel rapport cela peut avoir avec vos sentiments et vos idées : les « casseroles » psychologiques, les situations de stress ou les peurs non maîtrisées se manifestent souvent sur le plan physique, parce que nous n'avons pas résolu les problèmes associés de façon consciente. C'est à l'unité entre structure, métabolisme et psychisme, ainsi qu'aux influences réciproques entre ces domaines que l'on doit souvent de ressentir les troubles émotionnels au niveau physique. Ainsi, l'influence du psychisme sur l'harmonie dans la triade peut se manifester par une propension aux ulcères à l'estomac (on est « amer » et notre estomac est alors souvent plein d'amertume). On peut aussi avoir la « courante » (diarrhée) si l'on n'a pas résolu sur le plan psychique un problème lié à la peur. Les tensions précédemment évoquées au niveau du dos, de la nuque et de la tête, peuvent être des « expressions » du psychisme au niveau du domaine structurel.

L'expression physique de troubles psychiques

Les tensions physiques peuvent donc traduire des tensions mentales et psychiques.

La posture peut, elle aussi, changer : lorsque le poids des problèmes à porter devient trop lourd, on ne marche plus droit, mais voûté. Autre exemple : si les troubles s'expriment par des mouvements désordon-

Notre posture trahit notre disposition intérieure

nés ou, en cas d'affection chronique, par une limitation pathologique de ces derniers, il est probable que l'individu concerné a des problèmes pour « gérer » ou « se défaire de » certaines personnes ou certains domaines de sa vie. Car les mouvements d'humeur, les peurs, l'abattement et la tristesse sont bien évidemment aussi des perturbations émotionnelles.

■ On se souvient que toute perturbation (trouble) dans l'un quelconque des domaines de la triade de la santé se manifeste toujours également dans les deux autres domaines. Peut-être n'êtes-vous pas conscient des troubles que votre tension émotionnelle (facteurs de stress) provoque au niveau de votre métabolisme ou de votre structure et donc de votre bien-être.

Observer son vocabulaire

La manière de s'exprimer peut vous aider à identifier un stress émotionnel. Essayez de bien prêter attention aux expressions qui vous viennent spontanément à l'esprit lorsque vous pensez à un problème en particulier. Peut-être un lien s'établira-t-il avec les troubles physiques dont vous souffrez actuellement. Conjointement aux manifestations physiques, des expressions comme « je l'ai mauvaise », « ça me reste sur l'estomac » ou « j'ai l'estomac noué » et bien d'autres tournures encore nous aident à cerner les problèmes. Chacun de nous peut être « malade de dépit » ou « blême de colère » : à chaque fois, la langue montre clairement l'interdépendance entre le corps et l'âme.

Interdépendance du corps et de l'âme

Équilibrage psychique

Évitez d'occulter les problèmes

Pour rester en bonne santé, il est important de bien gérer les facteurs de stress psychiques ou émotionnels auxquels nous sommes soumis. Rien ne sert d'éluder les problèmes, car ils resurgissent alors à un autre endroit du corps. Ils sont autant de défis que nous pose la vie. Parfois, il est impossible de les résoudre immédiatement et certaines sollicitations sont présentes plus longtemps que d'autres. Exemple : une activité professionnelle exigeante ; un bébé qui transforme « soudain » un couple en famille, ou un départ à la retraite. Ces changements de situation, auxquels nous devons progressivement nous habituer, constituent d'importants facteurs de stress (page 15), et pour bien gérer les situations qui sont nouvelles et liées au stress, il faut être patient avec soi-même et ne pas attendre de solutions immédiates, qui ne feraient qu'augmenter le stress existant.

Se libérer du stress émotionnel

Que peut-on faire pour surmonter plus aisément les crises de la vie, petites ou grandes, et se maintenir en bonne santé ? Nous aimerions vous présenter une technique mentale grâce à laquelle vous pourrez aborder vos problèmes de telle manière qu'ils vous semblent moins terrifiants. Une technique grâce à laquelle vous serez moins tendus sur le plan physique et psychique. Cette technique de la kinésiologie est appelée « libération du stress émotionnel » (LSE).

Savoir reconnaître les situations liées au stress

► Avant d'utiliser la technique LSE, vous devez déterminer les problèmes que vous souhaitez aborder par cette méthode. Une liste de contrôle peut vous aider.

Quels problèmes voulez-vous régler ?

1 Prenez un quart d'heure et couchez sur le papier quelques situations qui déclenchent en vous un stress émotionnel négatif, par exemple des situations passées auxquelles vous ne pouvez penser sans immédiatement vous énerver ou avoir peur.

Quelques exemples parlants

Peut-être êtes-vous effectivement préoccupé par une visite chez le dentiste. Peut-être aussi avez-vous des problèmes de conduite, d'apprentissage des langues, ou êtes-vous stressé à l'idée de la dispute que vous avez eue avec votre femme/mari ou un collègue au bureau. Peut-être souhaitez-vous entreprendre une formation complémentaire, mais vous avez peur de l'examen qui la sanctionne. Vous aimeriez bien le faire, mais comme vous avez mal vécu votre dernier examen, vous préférez renoncer.

2 Une fois que vous avez quelques situations de stress négatives sur votre liste, vérifiez à l'aide du test musculaire (page 37) ou du test du pendule intérieur (page 47) si le fait de penser à ces situations est effectivement un stress pour vous.

- Si le tonus du deltoïde est faible ou si votre corps « oscille » dans le sens indicateur de stress lorsque vous pensez au problème, ce sont bien des situations de stress négatives.
- Le test vous aide par ailleurs à prendre conscience de votre stress émotionnel sur le plan physique.
- Après avoir pratiqué la technique LSE, vous pouvez vérifier s'il y a eu une véritable amélioration, ceci en répétant le test musculaire ou le test du pendule. Si vous pensez alors au facteur de stress, il est probable que le tonus du deltoïde soit fort. Si ce n'est pas le cas, pratiquez une nouvelle fois la technique LSE.

Exercice de base : libération du stress émotionnel

Préparatifs

► L'ambiance de la pièce dans laquelle vous réalisez l'exercice doit vous permettre de vous détendre et de vous sentir protégé. Prévoyez environ une demi-heure. Le mieux est de pratiquer le soir, lorsque vous avez rempli toutes les obligations de la journée. Vous ne devrez en effet pas être dérangé pendant l'exercice. Vous pouvez éventuellement écouter une musique agréable en fond sonore. L'exercice comporte trois parties qui doivent être enchaînées sans interruption.

Les trois parties de l'exercice

- La première partie sert à vous libérer du stress que suscite le souvenir de la situation pesante (libération du stress passé).

- La deuxième partie est destinée à vous libérer du stress que déclenche chez vous l'idée que cette situation pourrait se reproduire demain, et donc à vous libérer du stress à venir (libération de la peur).
- La troisième partie, maintenant que vous êtes libéré du stress « passé », doit vous permettre d'aborder la situation différemment, de vous débloquer sur le plan psychique et de considérer la situation sous un nouvel éclairage (apprentissage d'une nouvelle manière d'aborder le problème).

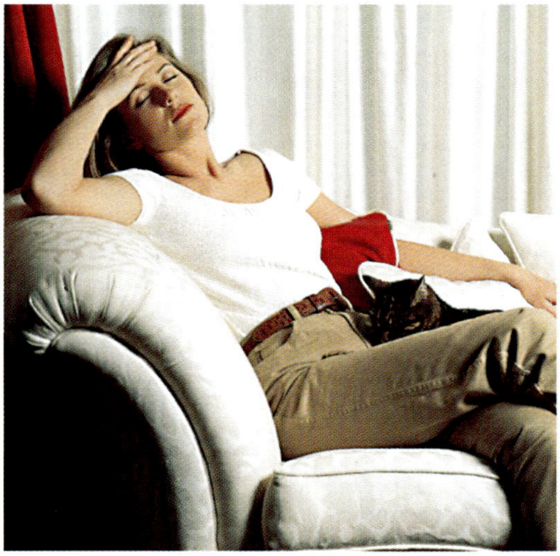

1 Installez-vous confortablement, en position allongée ou assise. Sélectionnez un facteur de stress (situation, personne ou problème) dans la liste. Fermez les yeux, posez une main sur votre front dans une position qui vous est agréable, puis laissez défiler devant vos yeux les images et les moments désagréables que vous associez au facteur de stress. Notez vos sensations. Est-ce que vous vous sentez mal, est-ce que vous avez froid ou est-ce que vous tremblez ? Peut-être pouvez-vous spontanément associer la sensation ressentie à une couleur, une odeur ou une saveur. Dans quel endroit du corps situeriez-vous cette sensation ? Vient-elle de la tête, du ventre ou des jambes ?

Sélectionnez un problème dans la liste

Choisissez maintenant un rituel par lequel vous pouvez laisser sortir la sensation (désagréable) de votre corps. Si vous avez opté pour une couleur, vous pouvez par exemple imaginer poser un voile à l'endroit du corps concerné pour que la couleur s'écoule par ce voile.

Servez-vous d'images intérieures. Pour cela, vous devez être complètement détendu (e).

Vous pouvez aussi vous imaginer que vous êtes sous la douche et que vous pouvez tout laver (cela vaut aussi pour l'odeur ou la saveur) ou encore que le problème qui vous pèse est dans un cadre. Pour supprimer son effet négatif, il vous suffit de changer le cadre en pensée.

Le rituel permet de se libérer des sensations négatives

Vous pouvez aussi choisir un

autre rituel : imaginez que les images qui vous viennent à l'esprit sont enregistrées sur une cassette vidéo ; faites alors avancer et reculer la bande autant de fois que nécessaire pour que les images deviennent floues parce que vous n'arrivez plus à vous concentrer sur elles.
Répétez toutes les étapes de la méthode ainsi décrite trois à quatre fois pour chaque situation qui vous oppresse.

2 Dans la deuxième partie de l'exercice (libération de la peur), imaginez-vous (une main posée sur le front) que la situation de stress que vous avez choisie se présente le lendemain. Que ressentez-vous ? Quelles sont vos craintes ? Observez ces images intérieures suffisamment longtemps pour qu'elles deviennent carrément ennuyeuses et disparaissent d'elles-mêmes. Cette phase peut prendre plusieurs minutes.

Que ressentez-vous ?

3 Dans la troisième partie de l'exercice (apprentissage d'une nouvelle manière d'aborder le problème), représentez-vous la situation qui vous oppresse telle que vous espérez ou souhaitez qu'elle soit. Associez maintenant à cette image agréable une autre couleur. Au cours de la prochaine situation de stress réelle, elle peut servir de point d'attache à vos sentiments positifs. Le fait de penser à cette couleur (chargée positivement) peut vous aider à mobiliser mentalement des impressions plus agréables.

Vous pouvez aussi remplacer le rituel de la couleur par un rituel associé à une odeur (lavande, par exemple) ou à une saveur (vanille, par exemple) qui vous est agréable. Pendant la troisième partie de l'exercice, vous devez garder la main posée sur le front. Pour changer ou si cela est plus commode pour vous, vous pouvez maintenant changer de main.

La main reste posée sur le front

■ Vous sentirez vous-même lorsque vous maîtriserez l'exercice. Ainsi, s'il est facile au début de se concentrer sur des situations de stress, par la suite, cela devient plus difficile. Vous remarquerez que vous ne trouvez plus l'ensemble aussi excitant qu'au début. C'est simplement le signe que vous vous êtes déjà libéré de votre stress.
Votre respiration peut également vous donner une indication. En effet, lorsque l'on est libéré d'un stress, on prend une grande inspiration ou on pousse un long soupir de soulagement.

Votre respiration reflète vos sentiments

Mode opératoire de la LSE

Activation de l'irrigation cérébrale

Massez les « points de libération du stress »

En vous tenant le front, en position allongée ou assise, massez vos « éminences frontales » ou « points de libération de stress » en langage kinésiologique. Ce sont deux zones réflexes. Chez l'adulte, elles sont situées deux à trois doigts au-dessus des sourcils, environ à hauteur du milieu de la ligne verticale entre la racine des cheveux et les sourcils. Pour les sentir, placez l'extrémité des doigts des deux mains à la racine des cheveux dans l'alignement des yeux puis descendez en ligne droite jusqu'aux sourcils. En touchant les éminences frontales, on sent comme un petit renflement. Elles sont le siège de zones réflexes également nommés « points neurovasculaires », comme il en existe beaucoup d'autres dans le corps. En touchant ces points, on donne au système nerveux l'ordre de procéder à certaines modifications dans le système vasculaire.

Si l'on touche ses éminences frontales sur une période prolongée comme dans l'exercice de la LSE, cela active l'irrigation et partant, cela stimule la zone du cerveau dans laquelle s'élaborent les pensées rationnelles, les réflexions et les décisions conscientes, hors de toute interférence émotionnelle.

Massez les éminences frontales – deux zones réflexes importantes pour stimuler certaines zones du cerveau

La manipulation des éminences frontales déclenche la réaction naturelle de stress (réflexe de lutte ou de fuite et blocage psychique), ce qui vous permet d'apprendre une nouvelle réaction face à la situation de stress passé.

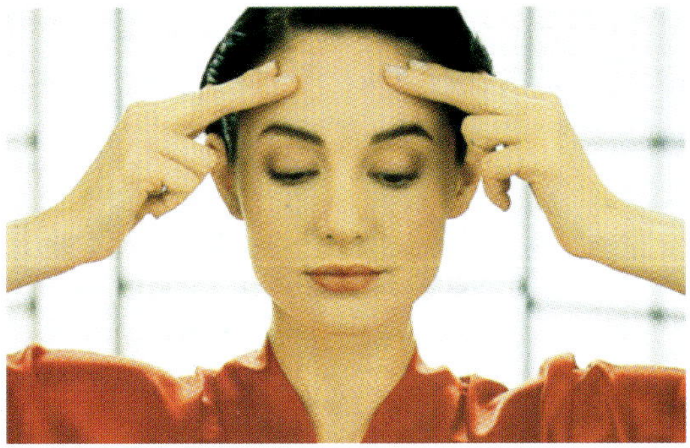

Remplacez le négatif par le positif

Grâce à l'astuce de la couleur ou de la saveur utilisée dans la première partie de l'exercice, l'émotion désagréable mémorisée avec la situation de stress se perd dans votre souvenir. Parallèlement, dans la troisième partie, vous associez une émotion agréable à la situation de stress par le biais d'une autre couleur. Vous avez ainsi plus de recul par rapport à

Plus de recul et de sérénité

l'événement négatif et vous pouvez alors le considérer avec plus de sérénité. Notre corps utilise automatiquement un comportement comparable à la technique LSE dans les phases de détente. Vous en avez certainement fait l'expérience : lorsque vous avez le temps, en vacances notamment, votre sommeil est tout d'abord agité. Vous rêvez beaucoup et faites même des cauchemars : l'inconscient saisit alors l'opportunité de « faire le ménage ».

L'effet de la technique LSE est immédiat

■ N'attendez pas les prochaines vacances : l'effet de la technique LSE est immédiat. Elle vous libère du stress émotionnel passé, et vous protège en même temps des facteurs de stress à venir. Elle vous donne confiance en vous et vous permet de remplacer les expériences négatives liées à certaines situations par des expériences positives. Même si vos expériences négatives n'ont évidemment pas disparu, le sentiment négatif inscrit dans votre mémoire a quant à lui disparu. Ne vous attendez toutefois pas à un miracle : même avec la technique LSE, il y a certainement des choses plus belles à se représenter qu'une visite chez le dentiste ! Mais cette technique vous permet d'attendre le prochain rendez-vous avec plus de sérénité ! Pour vérifier que le problème ne vous cause plus aucun stress après l'exercice, vous pouvez utiliser le test musculaire ou le test du pendule intérieur. Répétez l'exercice si nécessaire.

Vérifiez l'efficacité de l'exercice

Vous pouvez utiliser la technique LSE autant de fois que vous le souhaitez pour les problèmes quotidiens. Elle vous procure plus de calme et de sérénité, mais aussi plus de recul par rapport à l'événement négatif. Profitez de l'occasion de vous libérer du stress accumulé dans la journée en appliquant la technique chaque soir avant de vous coucher.

Arrêtez un moment d'utiliser la technique LSE si vous ne vous sentez pas bien ! Si les images qui montent vous effraient trop, attendez qu'elles disparaissent avant de reprendre l'exercice.

Remarque importante.

N'essayez pas d'utiliser la technique LSE pour de graves traumatismes psychiques comme un viol ou un accident de voiture. Dans des cas de ce type, vous devez absolument consulter un thérapeute. Réservez la technique LSE à des situations de stress quotidiennes plus anodines.

Libération du stress émotionnel avec rotation des yeux

Si vous nourrissez encore des sentiments négatifs

► Une variante de la technique LSE consiste à faire des cercles avec les yeux. Cette variante est recommandée si, après avoir pratiqué la technique de base et procédé au test musculaire ou au test du pendule interne en pensant à une situation ou une personne donnée, vous avez remarqué que vous ne vous êtes pas totalement libéré du stress.

1 Vous pouvez vous asseoir confortablement ou vous allonger. Posez ensuite la paume de la main (gauche ou droite) sur votre front ou placez l'extrémité des doigts sur les éminences frontales (page 92). L'effet est le même dans un cas comme dans l'autre. Choisissez la position qui vous est la plus agréable.

Repensez à la situation désagréable

2 Représentez vous à nouveau la situation désagréable et faites simultanément les mouvements suivants avec les yeux : tournez-les lentement dans le sens horaire puis dans le sens antihoraire. Tournez-les deux à trois fois dans les deux sens. Si vous êtes encore stressé en pensant à la situation (vérification par le test musculaire ou du pendule intérieur), recommencez l'exercice.

Le fait de faire tourner ses yeux stimule plusieurs régions du cerveau pouvant contenir des souvenirs ou des impressions liés à la situation de stress (aboiement de chien ou nausée, par exemple).

Modification des schémas de pensée mémorisés

En activant ces régions par la rotation des yeux, il est plus facile pour le cerveau de modifier les schémas de pensée et de comportement mémorisés, ce qui nous permet de considérer la situation sous un angle différent. Les régions concernées sont l'aire visuelle primaire et l'aire d'association visuelle, l'aire auditive primaire et l'aire d'association sonore et enfin l'aire somesthésique (souvenirs de sensations physiques et de leurs représentations).

Variantes de la technique de libération du stress

La technique LSE est si souple que l'on peut l'appliquer au bureau comme à son domicile, dans le second cas avec un ou une partenaire.

LSE au bureau

► Au bureau, vous pouvez vous masser les éminences frontales discrètement à chaque fois que vous éprouvez le besoin de rassembler vos idées.

Une détente qui s'instaure rapidement

Cet exercice permet de se détendre et de déconnecter rapidement. Nul besoin de penser à un problème en particulier. Toutefois, si vous n'avancez plus dans une situation donnée et que vous êtes « bloqué », faites cet exercice tout en pensant fortement à cette situation. Vous pouvez dans ce cas vous passer du rituel décrit dans l'exercice de base (couleur, saveur ou odeur). Simplement en méditant, vous obtenez l'effet positif de la technique LSE : vous vous libérez du stress présent et de votre blocage psychique. Ce qui vous permet de prendre d'autres décisions, car votre esprit est à nouveau libre.
Tirez suffisamment la chaise de sorte à pouvoir poser les coudes sur le bureau.

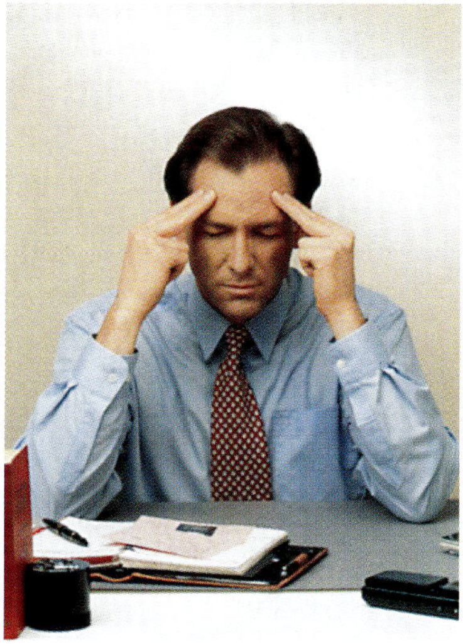

Vous pouvez manipuler discrètement vos éminences frontales à tout moment et ainsi vous libérer du stress.

Prenez-vous littéralement la tête à deux mains (photo, page 95). De l'extrémité des doigts, massez-vous les éminences frontales, droite et gauche. Fermez les yeux et sentez le relâchement qui vous envahit dès le début de l'exercice. Poursuivez le massage autant qu'il vous semble nécessaire et aussi longtemps que cela reste agréable.

Exercez-vous jusqu'à ce que vous vous sentiez bien

Libération du stress émotionnel avec l'aide d'un partenaire

► La technique LSE produit le même effet, que vous pratiquiez seul ou avec un partenaire. Vous préférerez sans doute l'agréable sensation que l'on éprouve lorsqu'une personne familière vous pose la main sur le front. Vous

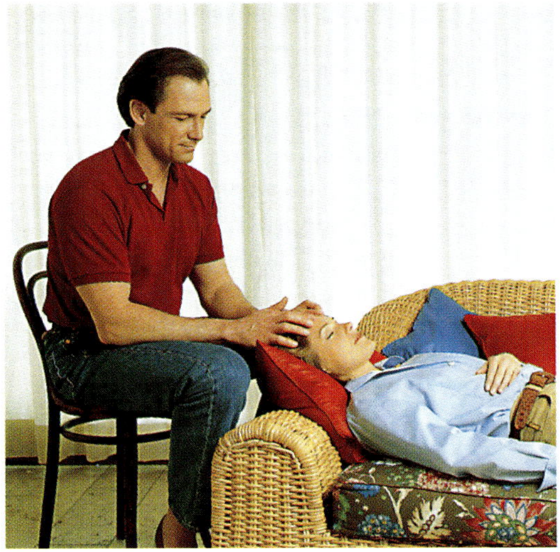

vous sentez alors en sécurité et vous vous détendez plus facilement que lorsque vous êtes seul. Aménagez la pièce où vous pratiquez de sorte à créer une atmosphère agréable et relaxante. Allongez-vous confortablement et fermez les yeux.

Créez une atmosphère relaxante

Votre partenaire s'assoit sur une chaise derrière vous ou sur le côté. Il ou elle doit s'installer de manière à pouvoir aisément vous manipuler les éminences frontales. Une fois assis(e), il ou elle vous pose les mains sur le front, paumes vers le bas, les doigts se touchant presque à leurs extrémités. Avec ces derniers, il ou elle vous masse doucement les éminences frontales.

Pensez maintenant fortement à une situation qui vous oppresse comme dans l'exercice de base (description, page 89). Si vous le souhaitez, vous pouvez aisément omettre le rituel et penser uniquement au problème jusqu'à ce que vous ne puissiez plus vous concentrer sur ce dernier. Vous pouvez aussi rester simplement allongé et profiter de ce moment de relâchement sans penser à rien de précis.

Laissez-vous dorloter par votre partenaire

Libération des peurs

► Avec la technique LSE, vous pouvez aussi vous débarrasser de certaines peurs. Comme beaucoup de personnes aujourd'hui, vous nourrissez peut-être certaines peurs ou angoisses face à l'avenir. Nous nous stressons souvent à l'avance, avant même que l'événement que nous redoutons ne soit arrivé, et alors même que nous ne sommes pas sûrs que cet « événement » redouté se produise. Fréquemment, il nous est même impossible d'imaginer l'avenir sous un jour agréable, car nous sommes dominés par nos peurs. La technique LSE permet de venir à bout de ces craintes et de ces angoisses.

Pendant que votre partenaire vous masse les éminences frontales, visualisez des images intérieures.

La peur bloque nos énergies

Pour cet exercice, suivez le principe décrit plus haut (exercice de base, page 89).

1 Posez une main sur le front ou massez-vous les éminences frontales des deux mains. Passez ensuite dans votre cinéma intérieur le film de vos phobies, jusqu'à ce qu'elles ne vous affectent plus ou même jusqu'à ce que vous vous ennuyiez. Vous pouvez également choisir l'un des autres rituels décrits dans l'exercice de base et donner par exemple aux images qui vous oppressent une couleur (odeur ou saveur) particulière, pour la laisser ensuite s'écouler de votre corps. Vous prenez alors conscience que dans votre position (assise ou couchée), rien ne peut vous arriver.

Observez vos peurs jusqu'à ce que cela vous ennuie

2 Une fois que vous avez pris du recul par rapport à vos peurs par le rituel, représentez-vous (sans cesser de masser les éminences frontales) le futur dont vous rêvez. Vous vous rapprochez ainsi de votre objectif, tout au moins en pensée. Associez cet idéal à une autre couleur (odeur ou saveur). Vous aurez ainsi un point auquel relier des émotions positives, que vous pourrez utiliser si la peur venait à nouveau à s'emparer de vous.

Représentez-vous le futur dont vous rêvez

Pour vérifier si vous vous êtes effectivement libéré du stress, utilisez le test musculaire ou le test du pendule intérieur. (Si c'est le cas, le tonus du deltoïde testé devrait être fort lorsque vous pensez à vos peurs. Dans le test du pendule intérieur, votre corps devrait osciller dans la direction qui signifie pour vous détente et bien-être).
Si les résultats des tests font encore apparaître l'existence d'un stress, répétez l'exercice autant de fois que nécessaire.

Libération des cauchemars

► Vous avez certainement éprouvé la sensation oppressante qui suit un mauvais rêve. Parfois, elle nous tenaille même toute une journée. Grâce à la technique LSE, vous pourrez vous libérer du stress causé par le cauchemar et ainsi éviter de faire appel à l'analyse des rêves pour traiter votre « problème ».

Stress lié aux cauchemars

● Dans cet exercice, que vous pouvez effectuer en position assise ou couchée, vous devez placer une main sur le front ou vous masser délicatement les éminences frontales. Essayez de vous souvenir avec le plus de précision possible de votre rêve et de le reconstituer en pensée jusqu'à son terme.
● Faites ensuite appel à votre imagination pour qu'il se déroule bien et se termine de façon

positive. Vous êtes le metteur en scène de ce rêve et façonnez un happy-end bien à vous.

Les situations de stress sont codées

Que se passe-t-il dans ce cas ? Comme on sait, les rêves sont issus de l'inconscient et les situations de stress que l'on y vit sont quasiment codées. Par la technique LSE, nous résolvons les problèmes rencontrés sous forme codée dans le rêve de manière créative, au niveau même de l'inconscient : le happy-end que l'on propose au niveau conscient rétroagit sur l'inconscient, de sorte que l'on communique avec ce dernier pratiquement dans sa langue (autrement dit, le rêve).
Cette astuce ne nous permet pas uniquement de nous libérer de notre stress. Si nous trouvons la clé du problème posé dans le rêve par la force de notre imagination, notre attitude dans la vie quotidienne en est par ailleurs influencée positivement, car le subconscient influence beaucoup notre comportement.

Notre subconscient influence nos actes

Réaliser ses objectifs par l'intégration cérébrale

Vous rappelez-vous la liste (premier chapitre, page 23) dans laquelle vous avez couché sur le papier votre potentiel personnel, vos désirs, vos prédispositions et vos capacités ? Sélectionnez un objectif figurant sur cette liste.

Test d'un objectif

► Vérifiez tout d'abord par le test musculaire ou le test du pendule intérieur si le fait de penser à cet objectif suscite chez vous un stress émotionnel.
Lors du test, énoncez à haute et intelligible voix ce que vous voulez atteindre. Dites par exemple « Je prends un cours d'anglais ». N'utilisez pas le conditionnel et ne dites pas « je voudrais », « je vais», « je veux » ou encore « j'aimerais bien » faire ceci ou cela. La manière de formuler le projet doit toujours faire penser que vous vous êtes déjà décidé. Formulez toujours les choses de façon positive. Ne dites pas « Je ne veux plus aller au travail en voiture », mais plutôt précisément ce que vous voulez faire : « Je vais au travail en bicyclette ». Votre subconscient ne peut différencier entre passé, présent et futur : tout se passe pour lui exclusivement au présent. Si vous formulez votre objectif de manière négative et prospective, votre subconscient comprend uniquement « aller en auto », et il est très probable que vous ne parveniez guère à vous convaincre d'aller en vélo au travail.

Énoncez votre objectif comme si vous l'aviez déjà atteint

Testez votre disposition intérieure

● Si vous énoncez à haute voix votre objectif et que le tonus musculaire du deltoïde reste fort (ou si le test du pendule intérieur aboutit à un résultat similaire), vous savez que vous pouvez atteindre cet objectif. N'étant plus oppressé, vous pouvez vous mettre à l'œuvre et être à peu près certain de réussir.

● Si le tonus musculaire reste faible (ou si le test du pendule intérieur aboutit à un résultat similaire), utilisez la technique LSE (massage des éminences frontales) et pensez en même temps à votre projet. Procédez ensuite à nouveau au test. Normalement, vous devriez être libéré du stress. Si ce n'est pas le cas, il se peut que vos deux hémisphères vous jouent un tour.

Testez à nouveau

Intégration des deux hémisphères

Comme l'a démontré le kinésiologue américain Dr Wayne W. Topping, les hémisphères cérébraux suivent sans arrêt des programmes contraires, suite à leur différence de nature. De cette manière, ils bloquent toute action destinée à atteindre un objectif précis. Chacun de nous a pu en faire l'expérience : si nous savons le plus souvent ce qui serait bon pour nous (hémisphère logique, responsable de la pensée analytique), nous trouvons toujours de bonnes raisons de ne pas le faire.

Selon Topping, ces bonnes raisons nous viendraient de l'hémisphère artistique (ou de la formalisation) et échapperaient à notre conscience.

Exemple : vous voulez perdre cinq kilos, mais à chaque fois que vous allez commencer, vous êtes invité à manger. Autre exemple : vous vous êtes promis de moins dépenser et c'est justement à ce moment que vous voyez un vêtement qui vous irait bien en vitrine. Quelle fâcheuse coïncidence !

► L'exercice suivant vous permet de réaliser l'intégration de vos deux hémisphères. Vous augmentez ainsi vos chances d'atteindre le but recherché, car votre action dans ce sens n'est plus bloquée.

Les moyens d'atteindre votre objectif

Équilibrage psychique

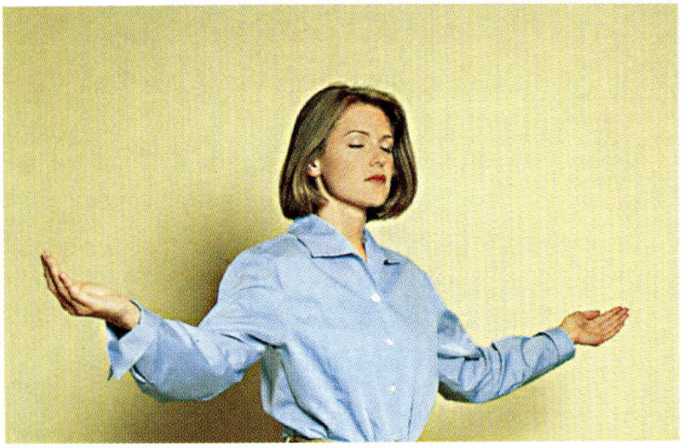

Imaginez que votre hémisphère gauche est dans votre main gauche et votre hémisphère droit dans votre main droite.

1 Tenez-vous droit. Pour amener les deux hémisphères à « agir » ensemble, tendez les bras latéralement à l'horizontale, paumes des mains vers le haut.

Remarque importante

Le test musculaire est le seul adapté pour vérifier le résultat atteint dans ce cas. Le test du pendule interne ne peut faire apparaître un défaut d'intégration des deux hémisphères.

En rapprochant les mains, vous rapprochez vos hémisphères.

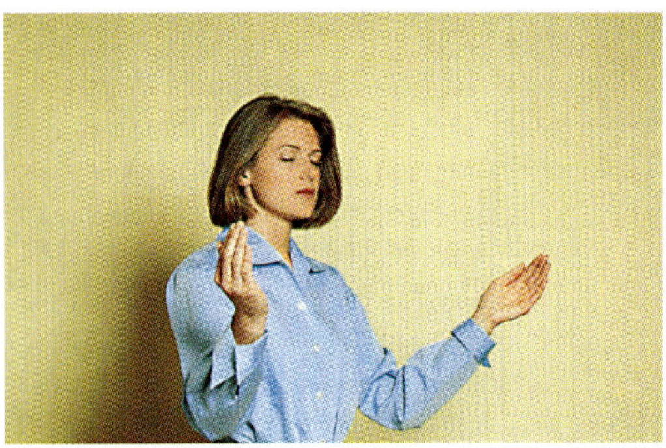

2 Imaginez alors que votre hémisphère gauche est dans votre main gauche et votre hémisphère droit dans votre main droite. Énoncez l'objectif à haute voix (« je fais régulièrement du sport », par exemple) et essayez de vous le représenter visuellement ou de le ressentir physiquement.

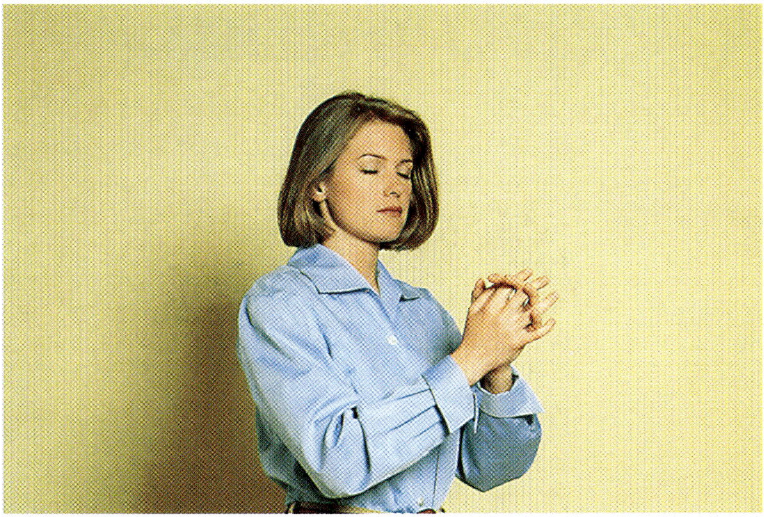

Croisez les doigts et pressez fortement vos paumes l'une contre l'autre.
Vos hémisphères agissent désormais ensemble.

3 Ramenez ensuite lentement les paumes des mains (hémisphères) l'une contre l'autre. Refermez les mains en croisant les doigts et en pressant fortement les paumes l'une contre l'autre : ce faisant, vous réunissez vos deux hémisphères.

Après l'exercice, testez les deltoïdes de chaque bras. Normalement ils devraient tous deux répondre par un tonus musculaire fort, ce qui signifie d'une part, que vos hémisphères veulent tous deux la même chose et, d'autre part, que vos chances d'atteindre l'objectif ont énormément augmenté.

L'exercice doit parfois être répété parce que l'intégration ne s'effectue pas du premier coup.

Vos hémisphères agissent ensemble.

Équilibre individuel

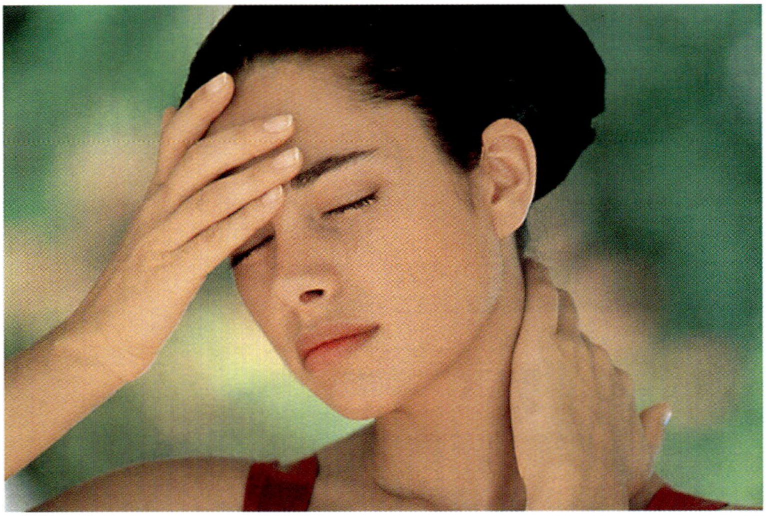

Vous souhaitez entreprendre quelque chose pour votre bien-être physique et mental au quotidien ? Avec ce petit programme, vous devriez pouvoir conserver ou retrouver rapidement votre équilibre, et ce, malgré l'action du stress. Les quatre exercices qu'il comprend vous sont déjà en partie connus. Ils sont conçus pour aider l'organisme à maintenir l'harmonie dans la triade de la santé. Vous pourrez ainsi être plus performant sur le plan physique et intellectuel, mais aussi relever votre niveau d'énergie vitale. Ces exercices préviennent également les blocages de l'énergie dans le système des méridiens, blocages qui provoquent à la longue des maladies organiques.

Programme quotidien en 10 minutes

Préparatifs

Vous devez suivre le programme au moins une fois par jour. L'idéal serait toutefois d'exécuter les quatre exercices matin et soir. Après un certain temps, vous remarquerez qu'ils vous manquent si vous oubliez de les faire.

Action globale

Ce programme peut être utilisé comme un outil de santé préventive ou pour lutter contre tous les petits ennuis de santé tels que le mal de dos, les maux de tête, les problèmes digestifs, les difficultés de concentration ou les variations d'humeur et de disposition. Il peut également compléter avec bonheur des mesures thérapeutiques.

L'enchaînement des exercices est indifférent

Cherchez un endroit calme et prévoyez environ dix minutes. L'idéal serait d'effectuer les quatre exercices le matin au lever et le soir au coucher.

Exercices composant le programme de mise en forme quotidienne de 10 minutes

1. Libération du stress émotionnel (rétablissement de la liberté d'action et réduction des sollicitations liées aux stress)
2. « Connexion » des oreilles (forme psychique et physique, détente)
3. Mouvement croisé en fredonnant (intégration des hémisphères cérébraux : exploitation du potentiel personnel, détente dans le domaine structurel)
4. Tapotement du thymus (amélioration de la circulation de l'énergie dans les méridiens : relèvement général du niveau d'énergie)

L'ordre dans lequel les mouvements sont exécutés est indifférent. Lorsque vous êtes encore au lit le matin, il est plus judicieux de commencer par la libération du stress émotionnel. Le soir, lorsque vous êtes à nouveau au lit, il vaut mieux exécuter cet exercice à la fin du programme. Pour le mouvement croisé : le matin, cet exercice vient en dernier parce que vous devez être de-

Commencez dès le matin

bout pour l'exécuter. Le soir, il est plus judicieux de commencer par lui. Pour les deux autres exercices, vous pouvez les exécuter allongé ou debout, comme vous préférez.

Pour décrire le programme, nous suivrons l'ordre donné dans l'encadré de la page précédente et nous commencerons donc par la technique LSE (libération du stress émotionnel).

Libération du stress émotionnel (LSE)

► Pour les besoins de ce programme, nous vous présentons une technique LSE simplifiée.

● Application le matin

Possibilités d'application multiples

Allongé dans votre lit, fermez les yeux et massez-vous les éminences frontales (page 92) avec l'extrémité des doigts. Continuez aussi longtemps que cela vous est agréable. Vous pouvez vous détendre sans penser à un problème particulier, mais vous pouvez aussi profiter de l'occasion pour désamorcer une situation de stress qui doit se présenter au cours de la journée.

● Application durant la journée

Fermez les yeux, posez une main à plat sur le front et l'autre sur la nuque (photo, page 102). Restez ainsi quelques minutes jusqu'à ce que vous vous sentiez détendu.

● Application le soir

Rotation des yeux

Utilisée le soir, la technique LSE permet de traiter un événement oppressant de la journée. Pour éliminer le stress le plus efficacement possible, roulez les yeux en même temps que vous pensez au problème (page 94). Pensez à la situation de stress tout en vous massant les éminences frontales et en roulant des yeux trois fois dans un sens puis dans l'autre.

« Connexion » des oreilles

Action physique et psychique

Cet exercice sert à activer des zones réflexes de l'oreille bien précises et liées à d'importantes fonctions organiques. L'action exercée est très étendue : l'exercice augmente votre réceptivité à ce que vous entendez et vous permet de mieux traiter et mémoriser ces informations ; il vous permet aussi d'avoir une meilleure capacité de concentration (notamment, pour travailler sur un ordinateur). Il aide la musculature des mâchoires, de la langue et du visage à se relâcher et faci-

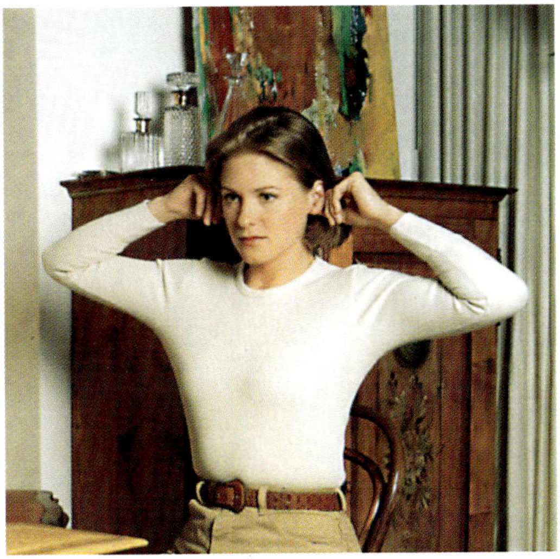

Massez-vous les pavillons des oreilles jusqu'à ce qu'une sensation de détente s'établisse.

lite la respiration et la circulation de l'énergie.

Massez-vous simultanément le pavillon des deux oreilles. Le mieux est de prendre le pavillon entre le pouce et l'index (pouce derrière et index devant) et de faire glisser l'index plié sur l'oreille d'avant en arrière. Dans le même temps, tirez les pavillons légèrement vers l'extérieur comme si vous vouliez les déplier. Déplacez également les mains vers le haut puis vers le bas jusqu'à ce que vos oreilles soient traversées par une douce chaleur. Un sentiment de bien-être et de détente devrait vous envahir.

► Ce mouvement peut être exécuté couché, assis ou debout.

Mouvement croisé en fredonnant

► Le mouvement croisé dénoue les tensions physiques et renforce les performances intellectuelles par l'intégration des hémisphères cérébraux.

Choisissez dans le chapitre « Variantes du mouvement croisé » (page 60) celle qui vous convient le mieux. Quelle que soit la variante choisie, n'oubliez pas de fredonner.

Choisissez la variante qui vous convient le mieux

Vous pouvez par exemple exécuter l'exercice suivant : vous êtes en station debout et ramenez alternativement le coude droit sur le genou gauche et le coude gauche sur le genou droit.

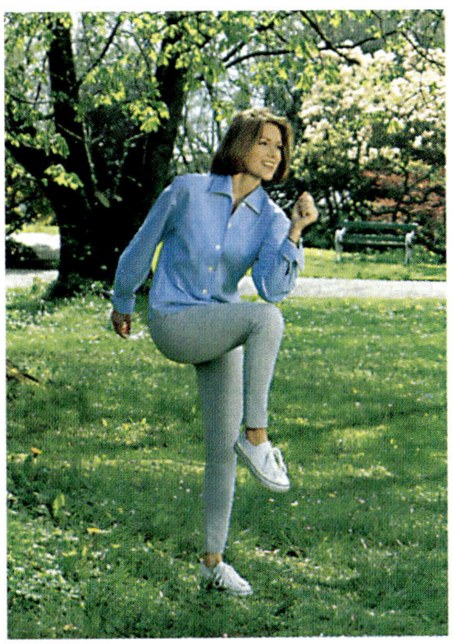

Variante du mouvement croisé effectuée à l'extérieur.

Veillez à bien déplacer simultanément le genou et le coude opposés de manière à ce qu'ils se rejoignent. N'oubliez pas, dans cet exercice, comme dans tous les autres, de fredonner une mélodie ou même de chanter. Répétez ce mouvement croisé 20 à 30 fois.

Tapotement du thymus

► Le thymus est une glande située au milieu de la poitrine, à l'arrière de la partie supérieure du sternum. Tous les mammifères en sont pourvus. Jadis, la médecine ne lui reconnaissait aucune fonction, mais aujourd'hui, il est établi qu'il joue un rôle important dans la réponse immunitaire. En kinésiologie, le thymus est considéré comme la centrale de commande de la circulation de l'énergie dans les méridiens. Le tapotement préconisé dans cette technique est destiné à améliorer le flux d'énergie. Vous pouvez pratiquer couché, assis ou debout. Placez délicatement la main droite (ou gauche) doigts serrés, sur votre sternum, environ 5 centimètres sous le point où vous sentez la clavicule (sous le cou). Tapotez le thymus aussi longtemps et aussi fort que cela demeure agréable (en règle générale cependant 5 à 15 fois, mais pas plus). Après quelques tapotements, il se peut que vous deviez reprendre votre souffle. C'est le plus souvent un signe de détente physique, autrement dit de libération de stress.

Une aide pour réaliser ses objectifs

► Vous pouvez aussi exécuter le programme en vous concentrant sur la réalisation d'un projet. Reprenez la liste où vous avez noté vos désirs, vos prédispositions et vos capacités, ainsi que votre potentiel personnel (page 22).

Servez-vous de votre liste d'objectifs

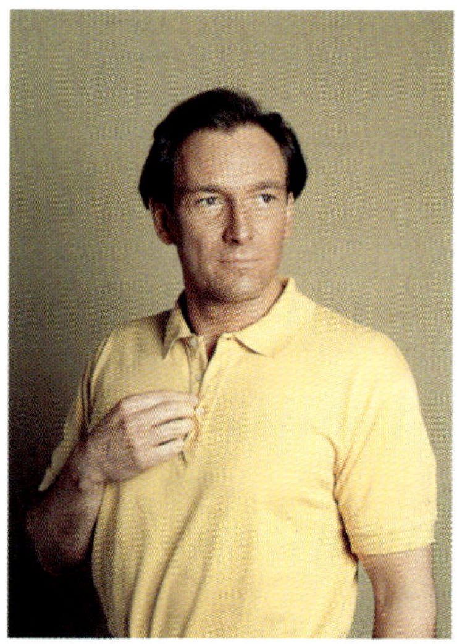

Le tapotement du thymus active la circulation de l'énergie dans tout le corps.

Sélectionnez l'un de vos objectifs (« j'apprends la voile cet été », par exemple) et vérifiez, par le test musculaire ou celui du pendule intérieur, si le fait de penser aux mots contenus dans cette résolution ou de les prononcer à haute voix provoque chez vous un stress. Si le tonus du deltoïde est faible ou si le résultat du test du pendule intérieur fait apparaître un certain stress, vous pouvez utiliser le programme en 10 minutes tout spécialement pour réaliser cet objectif.

Exécutez le programme tout en pensant à votre objectif

1 Exécutez tous les exercices du programme tout en pensant à l'objectif à atteindre. (Durant la phase de libération du stress émotionnel, pensez à l'objectif tout en roulant des yeux trois fois dans le sens horaire, puis trois fois dans le sens contraire). Vous intégrez ainsi l'objectif dans votre esprit. Car il est bien vrai que l'on ne peut réaliser que ce que l'on a vraiment intégré dans ses pensées.

2 Lorsque vous avez terminé le programme, vérifiez à nouveau par les tests à votre disposition si le simple fait de penser à votre objectif reste un facteur de stress pour vous. Dans l'affirmative, répétez les quatre exercices (tout en pensant à votre objectif) jusqu'à ce que le test musculaire ou celui du pendule intérieur donne un résultat positif.

Comment expliquer que l'on atteigne alors plus vite et plus aisément ses objectifs ? Par le fait que la technique de libération du stress émotionnel vous aide à surmonter les obstacles émotionnels qui vous empêchent, de manière consciente ou inconsciente, de réaliser votre souhait. La technique LSE modifie votre manière de voir et vous permet de considérer la situation sous un jour nouveau (sans stress). L'exercice des oreilles et le mouvement croisé vous donnent par ailleurs de meilleures bases psychiques et physiques. Le tapotement du thymus active la circulation de l'énergie dans les méridiens, ce qui se répercute de manière positive sur votre énergie vitale. L'envie chez vous de vous attaquer à une nouvelle tâche est ainsi décuplée.

Libération du stress et retour à l'équilibre

Dans la même collection

R. Collier, *Renaître grâce à une cure intestinale,*
M. Grillparzer, *Brûleurs de graisses,*
E-M. Kraske, *Équilibre acide-base,*
B. Küllenberg, *Les bienfaits du vinaigre de cidre,*
D. Langen, *Le training autogène,*
E. Pospisil, *Le régime méditérranéen,*
G. Sator, *Feng Shui. Habitat et harmonie,*
S. Schmidt, *Fleurs de Bach et harmonie intérieure,*
B. Sesterhenn, *Purifier son organisme,*
H-M Stellmann, *Médecine naturelle et maladies infantiles,*
W. Stumpf, *Homéopathie pour les enfants,*
F. Wagner, *L'acupression digitale,*
F. Wagner, *Le massage des zones réflexes,*

Index

Crédits photographiques :
Photos : Isabella Valdivieso
Autres photos : page de couverture et page 92, Helge Mundt/Jahreszeiten Verlag ;
Page 14 : Dirk Eisermann/Fotoarchiv ;
Pages 15, 102 : Stock Image/Bavaria Bildagentur
Dessins : Gerlind Bruhn

Traduit de l'allemand par Claude Checconi

Dépôt légal : février 2001 – ISBN 2 7114 1480 9
Imprimé en France par Pollina, 85400 Luçon - n° L 82512
Imprimé en France.